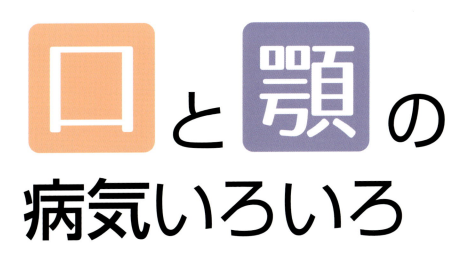

COLOR ATLAS OF ORAL AND MAXILLOFACIAL DISEASES

編著　古森孝英

永末書店

はじめに

　神戸大学口腔外科では、これまで毎年若手教室員を中心に、口腔外科疾患症例を、病態写真や画像写真を含めて記録としてまとめることを研修のノルマの一つとして課してきました。これらの症例は口腔内に頻繁にみられる典型的な疾患をはじめ、比較的珍しい疾患、また非常にまれな疾患などさまざまで、そのような症例の蓄積が最近の10年だけでも約300例になっていました。これ以外に、現役および過去に在籍した教室員が行った学会発表や論文発表の症例報告も多数あります。また、私が神戸大学赴任前に、東京医科歯科大学および東京大学口腔外科で経験した症例の記録も手元に多数残っています。どの症例も一例一例、貴重な臨床の記録です。

　私は今年、大学卒業後40年目、また神戸大学赴任後20年目となり、大学勤務最後の年を迎えており、以前から考えていたことですが、この機会にこれまでの症例のなかから適切なものを選択し、教室員の手も借りて1冊の書籍としてまとめることにしました。

　これまでも口腔領域の疾患アトラスは何冊も出版されており、私自身もそれらの書籍が診療を行っていくうえで、たいへん手助けとなってきました。しかし、時代や社会の移り変わりとともに、口腔に生じる疾患も変化しており、以前にはなかった疾患の出現や疾患概念の変化などもあり、時代に合った新しい疾患アトラスを作成する意義は十分あると思います。また、今回の書籍は、ほとんどが神戸大学で経験した症例の集積ですので、口腔疾患を網羅したものではなく、逆にこれまでの疾患アトラスにはない非常にまれな1例なども含まれてはいますが、すべて貴重な症例の集積ですので、これから将来口腔外科に携わる人達や患者さん達にとって、必ず役に立つものになると信じています。

　本書の目指すところは、口腔外科医療に携わる歯科医師などの医療従事者にとっては、外来の初診時診断などに役立つ書籍、すなわち疾患名やその治療法に悩んだときに役立ち、それを下に患者さんに説明でき、治療を行う上で参考になる書籍ですが、それだけではなく、たとえば病院や診療所の待合室などで患者さんがこの書籍を手にとって見ることにより、「口の中にはこんなにいろいろな病気がある」と啓蒙でき、そして積極的に治療を受けることができるような書籍にもなればと思います。

　最後に、本書の趣旨にご理解いただき、快く出版を引き受けていただいた永末書店の皆様に深謝するとともに、長年にわたって一緒に臨床に取り組み、症例の集積に携わってくれたすべての教室員と、ご協力いただいた患者さんの皆様に心より御礼申し上げます。この書籍が、今後の口腔外科の発展に少しでも寄与できることを願っています。

2019年3月

神戸大学大学院医学研究科外科系講座口腔外科学分野
神戸大学医学部附属病院歯科口腔外科
教授　古森　孝英

編著者一覧

編著　古森孝英（神戸大学医学部教授）

著者　神戸大学医学部口腔外科教室員（50音順）

赤澤　登	明石昌也	浅井知子	浅井雅敏	天野利香	荒田浩幸
有本智美	伊賀友哉	石田　優	石田佳毅	市来浩司	井上　岳
岩田英治	瓜生開人	江崎友美	榎本由依	大槻有美	大橋雄高
大山剛平	尾古俊哉	筧　康正	可信雅彦	格谷　僚	岸本恵実
北山美登里	木本　明	楠元順哉	黒木信祐	黄　文蘇	香西慎一
後藤育子	小林英里奈	小林正樹	小守紗也華	西條　翔	齋藤　泉
榊原晶子	坂本由紀	佐々木朱里	佐藤　匠	澤田麻衣子	塩屋園敦
重岡　學	重田崇至	清水貴裕	志水優子	白井達也	杉山　誠
鈴木泰明	髙井美玲	高田直樹	高橋淳子	高端大希	田口雄一
竹内純一郎	竹内惇平	武田大介	橘　進彰	巽口明香	立石千鶴
棚倉万紀子	寺岡　駿	時岡早苗	中西洋介	難波　渚	西井美佳
西田春香	西村玲美	橋詰和英	長谷川巧実	半田妃加里	平岡佑二郎
廣田純也	福地佳子	藤　大補	藤田剛史	船原隆一郎	古土井春吾
前川真衣	松井太輝	松尾健司	松田　彩	松本耕祐	真鍋　憲
三浦真香	三谷　泉	南川　勉	宮井大介	村上明希	安田ちなつ
八谷奈苗	八橋明子	山下淳也	柳田　恵	米澤奈津季	若林玲奈
綿越健太	渡邉南々帆	鰐渕　聡			

その他　元教室員

参考文献

1．古森孝英　編著：改訂版　日常の口腔外科　病診連携 SMART & SMOOTH，永末書店，京都，2018.
2．古森孝英　編著：歯科衛生士講座　口腔外科学　第2版，永末書店，京都，2017.
3．榎本昭二，道　健一，他監修：最新口腔外科学　第5版，医歯薬出版，東京，2017.
4．戸塚靖則，髙戸　毅　監修：口腔科学，朝倉書店，東京，2013.
5．白砂兼光，古郷幹彦　編：口腔外科学　第3版，医歯薬出版，東京，2014.

目次

Chapter 1　歯

先天・発育異常	1-01	上顎正中過剰歯	2
		担当：武田大介、村上明希、他	
先天・発育異常	1-02	過剰歯（小臼歯部）	3
		担当：古土井春吾、他	
先天・発育異常	1-03	歯内歯	4
		発表学会：第63回日本口腔外科学会総会・学術大会（2018年11月2～4日） 担当：竹内純一郎、他	
先天・発育異常	1-04	異所萌出歯	5
		担当：小林英里奈、松井太輝、他	
先天・発育異常	1-05	下顎埋伏智歯	6
		担当：筧　康正、他	
先天・発育異常	1-06	叢生	7
		担当：塩屋園敦、他	
損傷	1-07	歯の脱臼	8
		担当：木本　明、小林正樹、他	
損傷	1-08	外傷歯（歯の陥入）	9
		担当：正井友里子、北山美登里、他	
炎症	1-09	根尖性歯周炎	10
		担当：木本　明、他	
炎症	1-10	智歯周囲炎	11
		担当：田口雄一、筧　康正、他	
その他	1-11	歯のう蝕	12
		担当：八橋明子、前川真衣、他	

Chapter 2　顎骨

先天・発育異常	2-01	大理石骨病	14
		発表学会：第32回日本障害者歯科学会総会・学術大会（2015年11月6～8日） 担当：北山美登里、岡本奈那、他	
先天・発育異常	2-02	Freeman-sheldon症候群	15
		担当：塩屋園敦、他	
先天・発育異常	2-03	下顎前突	16
		発表学会：第27回日本顎変形症学会総会・学術大会（2017年6月15～16日） 担当：三谷　泉、古土井春吾、他	
先天・発育異常	2-04	開咬	17
		担当：塩屋園敦、他	
先天・発育異常	2-05	顔面非対称	18
		担当：塩屋園敦、他	

先天・発育異常	2-06	上顎前突	19
		担当：塩屋園敦、他	
損傷	2-07	下顎骨骨体部骨折	20
		担当：天野利香、他	
損傷	2-08	下顎骨骨折（小児）	21
		発表学会：第15回日本外傷歯学会総会・学術大会（2015年7月11～12日） 担当：立石千鶴、古土井春吾、他	
損傷	2-09	病的骨折	23
		担当：古森孝英、他	
炎症	2-10	薬剤関連顎骨壊死	24
		担当：大山剛平、松本耕祐、他	
炎症	2-11	薬剤関連顎骨壊死（上顎骨広範自然脱落例）	25
		担当：喜村友花里、北山美登里、他	
炎症	2-12	MTX関連リンパ増殖性疾患（炎症）	26
		発表論文：日本口腔外科学会雑誌 59：197-201，2013. 担当：大山剛平、木本　明、他	
炎症	2-13	び漫性硬化性下顎骨骨髄炎	27
		担当：佐藤　匠、古土井春吾、他	
炎症	2-14	SAPHO症候群	28
		担当：古土井春吾、瓜生開人、他	
炎症	2-15	放射線性顎骨壊死	29
		担当：大橋雄高　南川　勉、他	
嚢胞および類似疾患	2-16	歯根嚢胞	30
		担当：古森孝英、他	
嚢胞および類似疾患	2-17	含歯性嚢胞	31
		担当：古土井春吾、他	
嚢胞および類似疾患	2-18	鼻口蓋管嚢胞	32
		担当：古土井春吾、他	
嚢胞および類似疾患	2-19	歯原性角化嚢胞	33
		担当：寺岡　駿、明石昌也、他	
嚢胞および類似疾患	2-20	基底細胞母斑症候群	35
		担当：三浦加織、立石千鶴、他	
嚢胞および類似疾患	2-21	脈瘤性骨嚢胞	37
		担当：南川　勉、他	
嚢胞および類似疾患	2-22	単純性骨嚢胞	38
		担当：古森孝英、他	
嚢胞および類似疾患	2-23	静止性骨空洞	38
		担当：古森孝英、他	
良性腫瘍および類似疾患	2-24	線維性異形成症	39
		担当：藤原健一、古森孝英、他	

| 良性腫瘍および類似疾患 | 2-25 | ランゲルハンス細胞組織球症 | 40 |

担当：木本　明、他

| 良性腫瘍および類似疾患 | 2-26 | エナメル上皮腫 | 41 |

担当：長谷川巧実、他

| 良性腫瘍および類似疾患 | 2-27 | 集合性歯牙腫 | 43 |

担当：武田大介、伊賀友哉、他

| 良性腫瘍および類似疾患 | 2-28 | 複雑性歯牙腫（含歯性嚢胞同時存在例） | 44 |

担当：前川真衣、明石昌也、他

| 良性腫瘍および類似疾患 | 2-29 | セメント質腫 | 45 |

担当：長谷川巧実、他

| 良性腫瘍および類似疾患 | 2-30 | 骨形成性線維腫 | 46 |

発表論文：Kobe J Med Sci. 2017; 63: E73-E79.
担当：明石昌也、他

| 良性腫瘍および類似疾患 | 2-31 | 神経鞘腫（下顎骨中心性） | 47 |

発表学会：第42回日本口腔外科学会近畿地方会（2011年6月25日）
担当：柳田匡彦、石田佳毅、他

| 良性腫瘍および類似疾患 | 2-32 | 腺腫様歯原性腫瘍 | 48 |

担当：喜村友花里、他

| 悪性腫瘍 | 2-33 | 原発性骨内癌（顎骨中心性癌） | 49 |

担当：南川　勉、岸本恵実、他

| 悪性腫瘍 | 2-34 | エナメル上皮癌 | 50 |

担当：綿越健太、木本　明、他

| 悪性腫瘍 | 2-35 | 腺様嚢胞癌（顎骨） | 51 |

担当：松井太輝、南川　勉、他

| 悪性腫瘍 | 2-36 | 転移性癌（顎骨） | 52 |

担当：南川　勉、他

| 悪性腫瘍 | 2-37 | 軟骨肉腫 | 53 |

発表論文：日本口腔外科学会雑誌 57：355-359，2011．
担当：長谷川巧実、他

| 悪性腫瘍 | 2-38 | Ewing 肉腫 | 54 |

発表論文：日本口腔外科学会雑誌 59：88-92，2013．
担当：浅井知子、南川　勉、他

Chapter3　顎関節

| 先天・発育異常 | 3-01 | 筋突起過長症 | 56 |

担当：香西慎一、明石昌也、他

| 先天・発育異常 | 3-02 | 進行性下顎頭吸収 | 57 |

担当：大山剛平、古土井春吾、他

| 損傷 | 3-03 | 下顎骨関節突起骨折（上頸部） | 58 |

担当：金子児太郎、古森孝英、他

損傷	3-04	下顎骨関節突起骨折（基底部）	59
		担当：廣田純也、明石昌也、他	
損傷	3-05	習慣性顎関節脱臼	60
		担当：井川恵理、古森孝英、他	
良性腫瘍および類似疾患	3-06	滑膜性軟骨腫症	61
		担当：明石昌也、他	
悪性腫瘍	3-07	転移性癌（顎関節）	62
		発表論文：日本口腔腫瘍学会誌 29：45～51, 2017.	
		担当：武田大介、長谷川巧実、他	
その他	3-08	顎関節症	63
		担当：明石昌也、他	
その他	3-09	変形性顎関節症	64
		担当：天野利香、他	
その他	3-10	混合性結合組織病（開口障害および顎関節症）	65
		発表論文：日本口腔外科学会雑誌 59：43-47, 2013.	
		担当：江崎友美、渋谷恭之、他	
その他	3-11	咀嚼筋膜・腱膜過形成症	66
		担当：佐藤 匠、明石昌也、他	

Chapter 4 歯肉・口蓋

先天・発育異常	4-01	口蓋裂	68
		東京大学症例	
		担当：古森孝英、他	
炎症	4-02	辺縁性歯周炎（歯周病）	69
		担当：西井美佳、前川真衣、他	
炎症	4-03	歯槽膿瘍	70
		担当：木本 明、他	
炎症	4-04	内歯瘻（外歯瘻併存例）	71
		担当：小林英里奈、古土井春吾、他	
炎症	4-05	口腔粘膜炎	72
		担当：岸本恵実、明石昌也、他	
粘膜疾患	4-06	白板症（歯肉）	73
		発表学会：第29回日本レーザー歯学会総会・学術大会（2017年9月23～24日）	
		担当：八谷奈苗、鈴木泰明、他	
粘膜疾患	4-07	口腔扁平苔癬（歯肉）	74
		担当：廣田純也、古森孝英、他	
粘膜疾患	4-08	帯状疱疹（口蓋）	75
		担当：西條 翔、明石昌也、他	
粘膜疾患	4-09	類天疱瘡	76
		担当：大橋雄高、若林玲奈、他	

粘膜疾患	4-10	色素性母斑	77
		発表論文：別症例1　日本口腔外科学会雑誌 30：884～890，1984． 担当：西田春香、古森孝英、他	
粘膜疾患	4-11	歯肉メラニン色素沈着	78
		担当：古森孝英、他	
粘膜疾患	4-12	外来性色素沈着	79
		担当：古森孝英、他	
粘膜疾患	4-13	移植片対宿主病	80
		担当：棚倉万紀子、古森孝英、他	
良性腫瘍および類似疾患	4-14	薬剤性歯肉増殖症	81
		担当：榊原晶子、明石昌也、他	
良性腫瘍および類似疾患	4-15	義歯性線維腫	83
		担当：古森孝英、他	
良性腫瘍および類似疾患	4-16	エプーリス	84
		担当：長谷川巧実、他	
良性腫瘍および類似疾患	4-17	骨形成性エプーリス	85
		担当：江崎友美、古森孝英、他	
良性腫瘍および類似疾患	4-18	エプーリス（悪性疑い）	86
		担当：棚倉万紀子、古森孝英、他	
良性腫瘍および類似疾患	4-19	外骨症	87
		担当：三谷　泉、大山剛平、他	
良性腫瘍および類似疾患	4-20	口蓋隆起	88
		担当：長谷川巧実、他	
良性腫瘍および類似疾患	4-21	乳頭状過形成	89
		担当：米澤奈津季、古土井春吾、他	
良性腫瘍および類似疾患	4-22	疣贅型黄色腫	90
		発表学会：第46回日本口腔外科学会近畿地方会（2015年6月13日） 担当：前川真衣、松本耕祐、他	
良性腫瘍および類似疾患	4-23	多形線腫（口蓋）	91
		担当：榊原晶子、他	
悪性腫瘍	4-24	下顎歯肉癌（扁平上皮癌）	92
		担当：八谷奈苗、長谷川巧実、他	
悪性腫瘍	4-25	上顎歯肉癌（扁平上皮癌）	93
		担当：大橋雄高、南川　勉、他	
悪性腫瘍	4-26	上顎歯肉癌（扁平上皮癌と腺様嚢胞癌の混在例）	95
		担当：髙橋淳子、他	
悪性腫瘍	4-27	乳頭状扁平上皮癌	96
		担当：長谷川巧実、他	
悪性腫瘍	4-28	疣贅癌	97
		担当：南川　勉、他	

悪性腫瘍	4-29	腺様嚢胞癌（口蓋）	98
		担当：南川　勉、他	
悪性腫瘍	4-30	紡錘細胞癌	99
		担当：南川　勉、他	
悪性腫瘍	4-31	嚢胞腺癌（口蓋）	100
		発表学会：第23回日本口腔科学会近畿地方部会（2011年12月3日）担当：高田直樹、長谷川巧実、他	
悪性腫瘍	4-32	骨肉腫	101
		担当：天野利香、他	
悪性腫瘍	4-33	線維肉腫	102
		担当：明石昌也、清水千尋、他	
悪性腫瘍	4-34	悪性黒色腫	103
		発表学会：第40回日本口腔外科学会近畿地方会（2009年6月27日）担当：柳田匡彦、梅田正博、他	
悪性腫瘍	4-35	末梢性T細胞リンパ腫（悪性リンパ腫）	104
		担当：伊賀友哉、江崎友美、他	
悪性腫瘍	4-36	放射線誘発癌	105
		担当：松井太輝、他	
悪性腫瘍	4-37	急性骨髄性白血病の口腔内腫瘤	106
		発表学会：第56回日本口腔外科学会総会・学術大会（2011年10月21～23日）担当：小松原秀紀、他	
その他	4-38	壊死性唾液腺化生	107
		担当：大槻有美、鰐渕　聡、他	

Chapter 5　口唇・頰

先天・発育異常	5-01	口唇裂	110
		東京大学症例 担当：古森孝英、他	
先天・発育異常	5-02	先天性下唇瘻	111
		東京大学症例 担当：古森孝英、他	
先天・発育異常	5-03	上唇小帯強直症	112
		担当：松尾健司、木本　明、他	
先天・発育異常	5-04	頰小帯異常	113
		担当：松尾健司、木本　明、他	
損傷	5-05	外傷性頰脂肪体ヘルニア	114
		発表学会：第59回日本口腔外科学会総会・学術大会（2014年10月17～19日）担当：竹内純一郎、他	
損傷	5-06	外傷性頰部血腫	115
		学会発表：第55回日本口腔外科学会総会・学術大会（2010年11月16～18日）担当：小松原秀紀、他	

損傷	5-07	耳下腺気腫	116

学会発表：第60回日本口腔外科学会総会・学術大会（2015年10月16～18日）
担当：竹内純一郎、他

損傷	5-08	皮下気腫	117

担当：山下淳也、鈴木泰明、他

粘膜疾患	5-09	口角炎	118

担当：松本耕祐、松井太輝、他

粘膜疾患	5-10	アフタ性口内炎	119

担当：古森孝英、松本耕祐、他

粘膜疾患	5-11	アレルギー性接触粘膜炎	120

発表論文：日本口腔診断学会雑誌 26：340-343, 2013.
担当：畑みどり、石田佳毅、他

粘膜疾患	5-12	スティーブンス・ジョンソン症候群	121

発表論文：日本口腔感染症学会雑誌 20：77-81, 2013.
担当：梶　真人、古土井春吾、他

粘膜疾患	5-13	白板症（頬粘膜）	123

担当：木本　明、他

粘膜疾患	5-14	紅板症	124

担当：八谷奈苗、古森孝英、他

粘膜疾患	5-15	口腔扁平苔癬	125

担当：八谷奈苗、古森孝英　他

粘膜疾患	5-16	単純疱疹	126

担当：古森孝英、他

粘膜疾患	5-17	メラニン色素沈着	127

担当：古森孝英、他

粘膜疾患	5-18	フォーダイス斑	128

担当：古森孝英、他

嚢胞および類似疾患	5-19	粘液嚢胞（口唇）	129

担当：榎本由依、鈴木泰明、他

嚢胞および類似疾患	5-20	鼻歯槽嚢胞	130

担当：三谷　泉、古土井春吾、他

良性腫瘍および類似疾患	5-21	線維腫	131

担当：榎本由依、鈴木泰明、他

良性腫瘍および類似疾患	5-22	孤立性神経線維腫	132

発表学会：第31回日本口腔腫瘍学会総会・学術大会（2013年1月24日）
担当：宮井大介、清水千尋、他

良性腫瘍および類似疾患	5-23	神経周膜腫	133

発表論文：Pathol Int62：704-708, 2012.
担当：木本　明、他

良性腫瘍および類似疾患	5-24	多形腺腫（頬）	134

担当：古土井春吾、他

良性腫瘍および類似疾患	5-25	嚢胞腺腫	135
		発表論文：日本口腔外科学会雑誌 61：575-579，2015. 担当：髙橋淳子、小松原秀紀、他	
良性腫瘍および類似疾患	5-26	血管腫（血管奇形）	136
		担当：瓜生開人、北山美登里、他	
良性腫瘍および類似疾患	5-27	咬筋内血管腫（血管奇形）	137
		担当：長谷川巧実、他	
悪性腫瘍	5-28	口唇癌	138
		担当：榎本由依、他	
悪性腫瘍	5-29	頬粘膜癌	139
		担当：山下淳也、他	
悪性腫瘍	5-30	粘表皮癌	140
		担当：南川　勉、他	
悪性腫瘍	5-31	腺様嚢胞癌	141
		担当：喜村友花里、他	
悪性腫瘍	5-32	びまん性大細胞型 B 細胞リンパ腫	142
		発表学会：第 45 回日本口腔外科学会近畿地方会（2014 年 6 月 21 日） 担当：高端大希、明石昌也、他	
その他	5-33	耳下腺唾石	143
		担当：松井太輝、他	

Chapter6　舌

先天・発育異常	6-01	舌小帯強直症	146
		担当：正井友里子、古森孝英、他	
先天・発育異常	6-02	溝状舌	147
		担当：棚倉万紀子、松本耕祐、他	
損傷	6-03	リガ・フェーデ病	148
		担当：松田　彩、他	
損傷	6-04	舌裂創	149
		担当：古森孝英、他	
粘膜疾患	6-05	褥創性潰瘍	150
		担当：古森孝英、他	
粘膜疾患	6-06	正中菱形舌炎	151
		担当：齋藤　泉、香西慎一、他	
粘膜疾患	6-07	地図状舌	152
		担当：山下淳也、古森孝英、他	
粘膜疾患	6-08	白板症（舌）	153
		担当：木本　明、他	
粘膜疾患	6-09	口腔カンジダ症	154
		担当：伊賀友哉、他	

粘膜疾患	6-10	尋常性天疱瘡	155
		担当：大槻有美、藤田剛史、他	
粘膜疾患	6-11	黒毛舌	156
		担当：八谷奈苗、古森孝英、他	
粘膜疾患	6-12	葉状乳頭肥大	157
		担当：古森孝英、他	
粘膜疾患	6-13	アミロイドーシス	158
		発表学会：第59回日本口腔外科学会総会・学術大会（2014年10月17〜19日） 担当：藤田剛史、他	
粘膜疾患	6-14	ハンター舌炎	159
		発表学会：第26回日本口腔科学会近畿地方部会（2014年12月6日） 担当：中田和甫史、若林玲奈、他	
粘膜疾患	6-15	プランマー・ビンソン症候群	160
		担当：松本耕祐、古森孝英、他	
嚢胞および類似疾患	6-16	Blandin-Nuhn 嚢胞（粘液嚢胞）	161
		担当：木本　明、他	
良性腫瘍および類似疾患	6-17	線維種（舌）	162
		担当：松尾健司、木本　明、他	
良性腫瘍および類似疾患	6-18	乳頭腫（舌）	163
		担当：松尾健司、木本　明、他	
良性腫瘍および類似疾患	6-19	脂肪腫	164
		担当：南川　勉、古森孝英、他	
良性腫瘍および類似疾患	6-20	顆粒細胞腫	165
		発表論文：日本口腔診断学会雑誌27：253-256，2014. 担当：岩田英治、他	
良性腫瘍および類似疾患	6-21	神経鞘腫（舌）	166
		発表論文：DENTAL DIAMOND42（6）：19-20，2017. 担当：竹内純一郎、他	
良性腫瘍および類似疾患	6-22	平滑筋腫	167
		発表論文：日本口腔外科学会雑誌59：522-526，2013. 担当：木本　明、他	
良性腫瘍および類似疾患	6-23	血管腫（舌）	168
		担当：伊賀友哉、古森孝英、他	
良性腫瘍および類似疾患	6-24	巨舌症（舌海綿状血管腫）	169
		担当：若林玲奈、古森孝英、他	
良性腫瘍および類似疾患	6-25	リンパ管腫（リンパ管奇形）（舌）	170
		担当：八谷奈苗、古森孝英、他	
良性腫瘍および類似疾患	6-26	Cowden 症候群	171
		発表学会：第47回日本口腔外科学会近畿地方会（2016年7月2日） 担当：榎本由依、明石昌也、他	
悪性腫瘍	6-27	上皮内癌（舌）	172
		担当：木本　明、他	

悪性腫瘍	6-28	早期舌癌	173
		担当：松井太輝、南川　勉、他	
悪性腫瘍	6-29	進行舌癌	175
		担当：松井太輝、松田　彩、他	
悪性腫瘍	6-30	紡錘細胞癌	177
		担当：重田崇至、他	
その他	6-31	舌肉芽形成（舌部分切除術術後治癒異常）	178
		発表学会：第62回日本口腔外科学会総会・学術大会（2017年10月20〜22日）	
		担当：三谷　泉、松本耕祐、他	
その他	6-32	舌痛症	179
		担当：畑　みどり、後藤育子、他	
その他	6-33	舌下神経麻痺	180
		発表学会：第21回日本口腔科学会近畿地方部会（2009年11月14日）	
		担当：白神　翔、渋谷恭之、他	

Chapter7　口底・顎下

炎症	7-01	口底炎	182
		担当：木本　明、他	
炎症	7-02	顎下部蜂窩織炎	183
		担当：古土井春吾、他	
炎症	7-03	壊死性筋膜炎	184
		担当：古土井春吾、他	
炎症	7-04	Lemierre 症候群	185
		発表論文：日本口腔外科学会雑誌 56：605-608，2010.	
		担当：深川智恵、古土井春吾、他	
炎症	7-05	慢性硬化性顎下腺炎（Kuttner 腫瘍）	187
		発表論文：日本口腔外科学会雑誌 57：577-581，2012.	
		担当：後藤育子、他	
嚢胞および類似疾患	7-06	ガマ腫（舌下型）	188
		担当：喜村友花里、古森孝英、他	
嚢胞および類似疾患	7-07	ガマ腫（顎下型）	189
		担当：有延　麻、古森孝英、他	
嚢胞および類似疾患	7-08	類皮嚢胞	190
		担当：古森孝英、他	
良性腫瘍および類似疾患	7-09	多形腺腫（口底）	191
		担当：天野利香、他	
良性腫瘍および類似疾患	7-10	巨大血管奇形	192
		発表論文：日本口腔診断学会雑誌 22：269-273，2009.	
		担当：重田崇至、他	
悪性腫瘍	7-11	口底癌	193
		担当：松井太輝、南川　勉、他	

悪性腫瘍	7-12	粘表皮癌	194
		担当：佐藤　匠、松本耕祐、他	
悪性腫瘍	7-13	類基底細胞扁平上皮癌	195
		発表学会：第24回日本口腔科学会近畿地方部会（2012年11月16日） 担当：竹内惇平、長谷川巧実、他	
悪性腫瘍	7-14	嚢胞腺癌（舌下腺）	196
		発表論文：日本口腔外科学会雑誌 64：24-28, 2018. 担当：石田佳毅、八橋明子、他	
悪性腫瘍	7-15	悪性神経鞘腫	197
		担当：松井太輝、他	
悪性腫瘍	7-16	MALTリンパ腫	198
		担当：長谷川巧実、他	
その他	7-17	唾石症	199
		担当：髙橋淳子、八谷奈苗、他	
その他	7-18	歯根迷入（下顎智歯抜歯時）	201
		担当：山下淳也、木本　明、他	
その他	7-19	口底部異物	202
		発表論文：日本口腔診断学会雑誌 30：18-22, 2017. 担当：小松原秀紀、他	

Chapter8　その他

損傷	8-01	縦隔気腫	204
		担当：岸本恵実、西條　翔、他	
炎症	8-02	歯性上顎洞炎	205
		発表論文：歯界月報 801：52-60, 2018. 担当：長谷川巧実、香西慎一、他	
炎症	8-03	アスペルギルス症	206
		発表論文：東京医科歯科大学症例　日本口腔外科学会雑誌 34：920-926, 1988. 担当：古森孝英、他	
炎症	8-04	外歯瘻	207
		担当：木本　明、他	
炎症	8-05	HIV感染症	208
		担当：南川　勉、他	
炎症	8-06	遺伝性血管性浮腫	209
		発表学会：第22回日本口腔科学会近畿地方会（2010年11月27日） 担当：三浦加織、竹内純一郎、他	
粘膜疾患	8-07	帯状疱疹	210
		担当：天野利香、鈴木泰明、他	
その他	8-08	上顎洞穿孔	211
		担当：寺本直子、古森孝英、他	

その他	8-09	上顎洞内異物	212

発表論文：日本口腔外科学会雑誌 54：210-213，2008.
担当：明石昌也、他

その他	8-10	下歯槽神経麻痺	213

発表論文：Int J Oral Maxillofac Surg42：843-851，2013.
担当：長谷川巧実、他

その他	8-11	顔面神経麻痺	214

担当：長谷川巧実、他

その他	8-12	特発性血小板減少性紫斑病	215

担当：筧　康正、松本耕祐、他

その他	8-13	骨髄異形成症候群	216

担当：脇　翔子、辻　和志、他

その他	8-14	第XIII因子欠乏症（抜歯後出血）	217

発表学会：第 49 回日本口腔外科学会近畿地方会（2018 年 6 月 23 日）
担当：武田大介、瓜生開人、他

その他	8-15	膿栓（扁桃結石）	218

担当：武田大介、他

その他	8-16	シェーグレン症候群	219

担当：高端大希、他

その他	8-17	睡眠時無呼吸症候群	220

担当：金子児太郎、古森孝英、他

本書の使い方

疾患名を日本語、英語で表記、類似疾患の参照ページも掲載

1-01　上顎正中過剰歯
supernumerary tooth of upper maxilla

歯数の異常で、乳歯20歯および永久歯32歯の正常歯数を超えるものを過剰歯という。歯胚の分裂や過形成が原因とされ、正常な形態や大きさに近いものから、矮小歯のような円錐状の形態を示すものもある。埋伏している場合には、正常方向（順生歯）ばかりでなく、水平方向や逆生（逆生歯）していることがある。数は1歯、あるいは2歯など数歯のことがある。

疾患に関する解説を紹介

疾患のポイント
- 上顎中切歯間もしくは正中部口蓋側に埋伏する過剰歯は、正中離開など歯列不正の原因となるため、抜歯が一般的である。

疾患の特徴や処置のポイントを紹介

歯　先天・発育異常　2

症例　患者は6歳女児。う蝕治療目的に近歯科を受診し、両側上顎中切歯（1|1）の離開を指摘され、デンタルエックス線写真を撮影したところ、上顎正中過剰埋伏歯が確認されたため紹介初診となった。

患者の年齢・性別を明記し、初診時写真（口腔、エックス線、CT写真など）で紹介

術前口腔内写真
1|1間の離開を認め、逆生過剰埋伏歯2歯を認める。

デンタルエックス線写真

間違えやすい検査のポイント
デンタルエックス線写真だけでは唇側か口蓋側かの判断が困難。

臨床家に役に立つワンポイントアドバイスを掲載

術前デンタルCT写真（axial view、3D再構築 view）：過剰歯2歯の口蓋側埋伏を認める。

処置および経過　全身麻酔下で上顎正中過剰埋伏歯抜歯術を施行した。

処置方法や経過を術中、術後、病理写真などで紹介

別症例　患者は9歳男児。

術前デンタルCT写真　　a：左側上顎中切歯部　b：右側上顎中切歯部　過剰歯は上顎中切歯の口蓋側に埋伏している。　抜歯後の過剰歯

疾患の部位をChapterごとにまとめ、疾患の分類ごとに掲載

別症例や参照事項などを紹介

【凡例】
本書の内容は、発表学会や発表論文に基づいて、新たに加筆・再構成されたものです。編著者らによる一部症例写真につきましては、出典情報を目次ページに明記のうえ、掲載を行っております。

Chapter 1　歯

先天・発育異常	1-01	上顎正中過剰歯
	1-02	過剰歯（小臼歯部）
	1-03	歯内歯
	1-04	異所萌出歯
	1-05	下顎埋伏智歯
	1-06	叢生
損傷	1-07	歯の脱臼
	1-08	外傷歯（歯の陥入）
炎症	1-09	根尖性歯周炎
	1-10	智歯周囲炎
その他	1-11	歯のう蝕

1-01　上顎正中過剰歯
supernumerary tooth of upper maxilla

歯数の異常で、乳歯20歯および永久歯32歯の正常歯数を超えるものを過剰歯という。歯胚の分裂や過形成が原因とされ、正常な形態や大きさに近いものから、矮小歯のような円錐状の形態を示すものもある。埋伏している場合には、正常方向（順生歯）ばかりでなく、水平方向や逆生（逆生歯）していることがある。数は1歯、あるいは2歯など数歯のことがある。

疾患のポイント

- 上顎中切歯間もしくは正中部口蓋側に埋伏する過剰歯は、正中離開など歯列不正の原因となるため、抜歯が一般的である。

症例　患者は6歳女児。う蝕治療目的に近医歯科を受診し、両側上顎中切歯（1│1）の離開を指摘され、デンタルエックス線写真を撮影したところ、上顎正中過剰埋伏歯が確認されたため紹介初診となった。

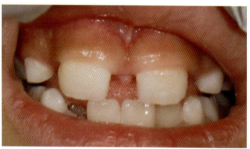
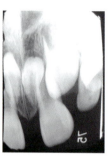

術前口腔内写真
1│1 間の離開を認め、逆生過剰埋伏歯2歯を認める。

デンタルエックス線写真

間違えやすい検査のポイント
デンタルエックス線写真だけでは唇側か口蓋側かの判断が困難。

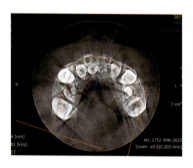
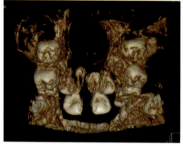

術前デンタルCT写真（axial view、3D再構築view）：過剰歯2歯の口蓋側埋伏を認める。

処置および経過　全身麻酔下で上顎正中過剰埋伏歯抜歯術を施行した。

別症例　患者は9歳男児。

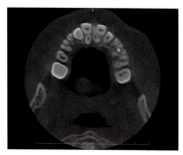
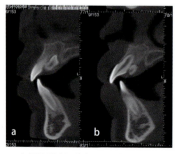
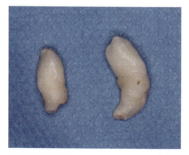

術前デンタルCT写真

a：左側上顎中切歯部　b：右側上顎中切歯部　過剰歯は上顎中切歯の口蓋側に埋伏している。

抜歯後の過剰歯

1-02　過剰歯（小臼歯部）
supernumerary tooth

過剰歯の乳歯はまれで永久歯で発生頻度が高い。好発部位は上顎切歯部が最も多く、約半数を占めている。次いで、上顎大臼歯部、下顎小臼歯部、下顎大臼歯部、下顎切歯部の順で、犬歯ではほとんどみられない。上顎切歯部の過剰歯は円錐歯のことが多く、小臼歯部の過剰歯は正常の小臼歯に類似していることが多い。

疾患のポイント

- 過剰歯はしばしば歯列不正、咬合異常、審美障害などの原因となる。
- 埋伏過剰歯による歯根吸収や舌側萌出によるう蝕や歯周炎もみられる。これらの周囲組織に障害を与える可能性のある過剰歯は抜歯適応となる。

症例　患者は14歳男子。かかりつけ歯科で撮影したパノラマエックス線写真で、下顎両側第二小臼歯（5|5）の根尖部に過剰歯様不透過像が認められたため、紹介により当科を受診した。歯肉の膨隆や歯列不正は認められず、自覚症状もなかった。

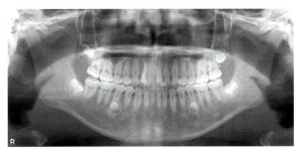

パノラマエックス線写真

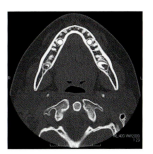

CT写真：5|5根尖付近の舌側に歯牙様の不透過像が確認される。

処置および経過　全身麻酔下に5|5部過剰歯抜歯を施行した。下顎犬歯から第一大臼歯の舌側歯頸部に切開を加えた。歯肉骨膜を剥離して5|5根尖付近の歯槽骨を削除すると過剰歯を確認できたため、両側とも抜歯した。

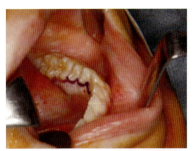
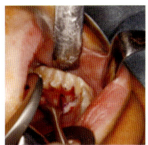
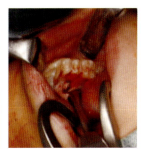

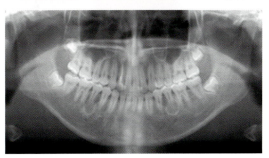

術後パノラマエックス線写真

1-03 歯内歯
dens in dente

歯内歯は、歯冠部の象牙質の一部が表層のエナメル質と共に歯髄腔内に深く陥入した歯の形態異常である。歯髄腔内に陥入した盲孔と呼ばれる陥入部があるためう蝕に罹患しやすく、自覚症状がないまま失活することもある。

疾患のポイント

- 歯内歯は、歯髄腔内に歯冠様組織が認められるもので、歯胚形成期に歯冠の一部が歯髄腔内に陥入したためと考えられている。
- 歯髄の循環障害や歯髄壊死を起こしやすく、う蝕が無くても根尖部に病巣を形成することが多いとされている。

症例 患者は14歳女子。う蝕治療のため近医歯科を受診した。エックス線写真にて左側上顎側切歯（⎿2）根尖部に透過像を認めたため、精査、加療目的で当科紹介受診。

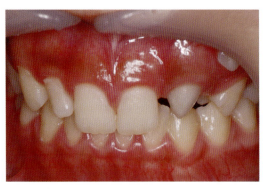

口腔内写真
左側上顎犬歯（⎿3）：低位唇側転位を認める。

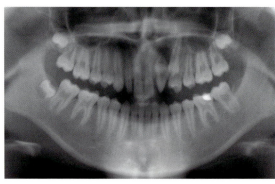

パノラマエックス線写真
⎿2：根尖部に透過像を認める。電気歯髄診で陰性。

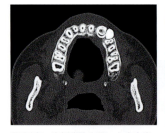 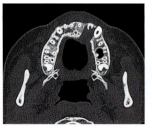 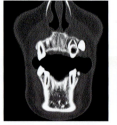

CT写真：歯根嚢胞を伴った歯内歯

処置および経過 全身麻酔下にて⎿2抜歯および嚢胞摘出術施行。⎿2の歯髄腔内にエナメル質の陥入が認められ、歯内歯と診断された。

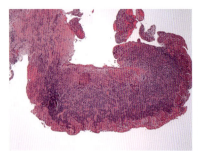

重層扁平上皮で被覆された炎症細胞浸潤を示す線維組織が観察され、歯根嚢胞と診断された。

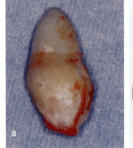 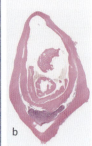

摘出標本　　　　病理組織写真

1-04 異所萌出歯

ectopic eruption of teeth

歯の位置異常には、転位、傾斜、低位・高位、逆性、捻転、移転などがある。通常は永久歯で上顎に多い。永久歯の萌出位置異常は、歯胚自体の位置異常によるものと、萌出スペース不足により萌出の場や方向の変位を余儀なくされたことに起因する場合が多い。

疾患のポイント

- 異所萌出歯は正常歯列に萌出する場合に比べて清掃困難であるため、う蝕、歯肉炎などを罹患する可能性が高くなる。
- 位置により歯肉や粘膜に異常が生じる可能性もあるため、早期の処置が望ましい。

症例 ▶ 患者は 56 歳女性。左側下顎智歯（ ̄8 ）の疼痛のため、かかりつけ歯科受診。同時に右側上顎犬歯（3 ̄）の異所萌出を認めた。

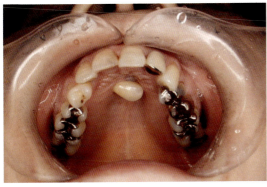

口腔内写真：3 ̄が口蓋に萌出しており、疼痛は認めない。

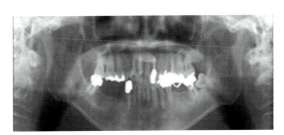

パノラマエックス線写真： ̄8 は水平埋伏しており、下顎管と近接は認めない。

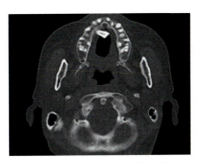

CT 写真：3 ̄は右側上顎洞への近接を認めた。

間違えやすい検査のポイント

歯根の状態や隣在歯への影響、周囲組織との位置関係を把握するためには、CT 撮影による三次元解析が必要。

処置および経過 ▶ 全身麻酔下にて 3 ̄をヘーベルにて脱臼させ鉗子にて抜歯した。 ̄8 も同時に抜歯した。

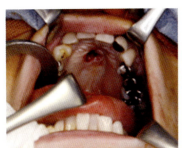

口腔内写真

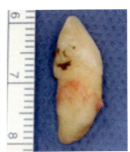

抜歯された 3 ̄

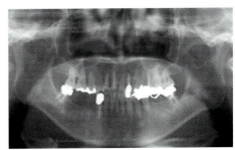

術後パノラマエックス線写真

1-05　下顎埋伏智歯　1-10 参照

mandibular impacted wisdom tooth

上顎智歯に比べて、下顎智歯は下顎骨体部が前後的に短い場合に萌出に十分なスペースが確保できず、埋伏したり位置の異常を起こしやすい。第二大臼歯の歯軸と同じ方向の垂直位以外に、水平位、近心傾斜、遠心傾斜、逆位、頬側傾斜、舌側傾斜がある。また埋伏の深さは抜歯の難易度に影響する。

疾患のポイント

- 埋伏の状態により抜歯の難易度が異なる。
- 抜歯の際には下顎管との位置関係にも留意する。

症例　下顎智歯（8̄|8̄）の埋伏状態は多彩である。

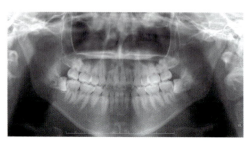

20歳　女性　8̄|水平位　|8̄水平位

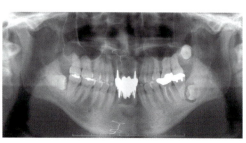

55歳　男性　8̄|水平位　|8̄深い水平位

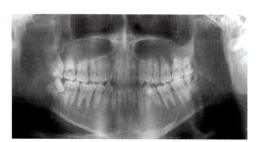

34歳　男性　8̄|近心傾斜　|8̄垂直位

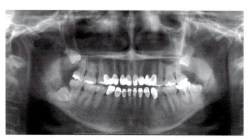

47歳　女性　8̄|深い近心傾斜　|8̄遠心傾斜

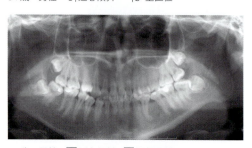

22歳　男性　8̄|近心傾斜　|8̄頬側傾斜

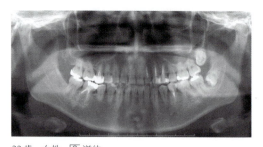

32歳　女性　|8̄逆位

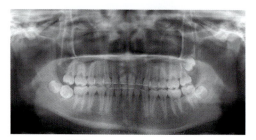

18歳　女性　8̄|8̄　歯根未完成

1-06 叢生

crowding

叢生は歯が数歯にわたり、唇舌側に交互に転位している状態のことで、前歯部に多くみられる。顎骨と歯の大きさの不調和（Tooth-jaw discrepancy）が主たる原因である。叢生部位は自浄性が悪いため、プラークが蓄積しやすく、う蝕や歯周疾患の好発部位となる。治療方法としては、乳歯列期や混合歯列期においては、保隙や歯列拡大、症例によっては臼歯の遠心移動が行われる。叢生の程度によっては抜歯が選択されることも多い。

疾患のポイント

- 叢生量だけでなく臼歯歯軸、上下顎前歯傾斜、歯列弓の幅径・長径などさまざまな検査結果を踏まえて、抜歯 - 非抜歯の判断や抜歯部位の選択を行い、治療目標を設定することが重要である。

症例 患者は16歳男子。小学校高学年時より叢生を自覚。矯正相談を希望し当科受診。

処置および経過 叢生を伴う下顎前突の診断下、矯正治療を開始。両側上顎第二大臼歯、両側下顎智歯抜去の後、上顎急速拡大を実施。右側上顎第一小臼歯、左側上顎第二小臼歯、両側下顎第二小臼歯を抜去してマルチブラケット治療を開始した。3年4カ月で動的治療を終了し保定観察に移行した。

初診時顔面写真

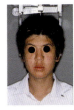
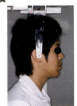

動的治療終了時顔面写真

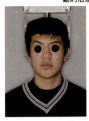
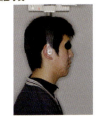

初診時口腔内写真

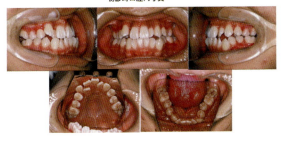

動的治療終了時口腔内写真

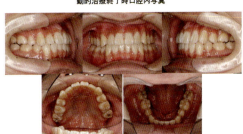

初診時パノラマX線写真

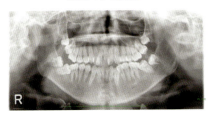

動的治療終了時パノラマX線写真

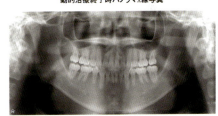

1-07 歯の脱臼
luxation of the tooth

外力によって歯根膜線維が断裂し、歯槽窩から歯が脱落または位置異常をきたす状態。

疾患のポイント

- 原則的には、そのまま歯槽窩に整復・固定する。
- 歯髄生活反応がない再植歯でも後に回復することがある。
- 脱臼歯は隣在歯を固定源とし、線副子などを用いて固定する。

症例 患者は9歳男児。転倒により両側下顎中切歯と右側下顎側切歯（2⏌1⏌2）の舌側傾斜（側方脱臼）と下唇裂傷を認めた。

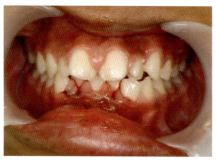

初診時口腔内写真：下顎前歯の舌側傾斜を認める。

処置および経過 局所麻酔下にて歯を整復後、ワイヤーレジン固定を行った。また、下唇粘膜の縫合も同時に施行した。術後1カ月でワイヤー固定を解除し、経過良好である。

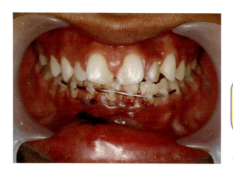

処置のポイント
脱臼歯は、可能な限り早く正しい位置に戻し安静を保つ。

ワイヤーレジン固定

別症例 患者は9歳男児。

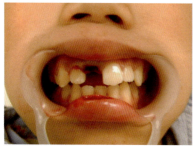

右側上顎中切歯（⏋1）が欠損した術前写真

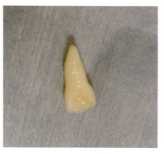

完全脱臼（脱落）した⏋1

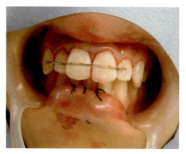

再植してワイヤーレジン固定

1-08　外傷歯（歯の陥入）
traumatized tooth（intrusion）

陥入は、外傷による歯の根尖方向への転位。臨床的には歯が短くなったように見えるか、重症の場合には脱落したように見えることが多い。エックス線写真では歯は根尖側に転位し、歯根膜腔の連続性がないように見える。

疾患のポイント

- 受傷時の歯根の形成段階が予後を決定する重要な要素になる。
- 根尖閉鎖した永久歯の場合、歯髄壊死がほぼ確実に起こり、歯根吸収の頻度も高い。

症例　患者は73歳女性。転倒によって救急受診した。

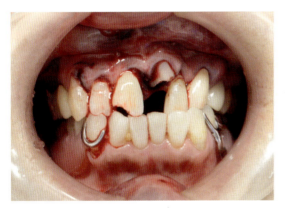

初診時口腔内写真：左側上顎中切歯（|1）の陥入、右側上顎中切歯（1|）、|1の歯冠破折、上顎歯肉の裂創を認める。

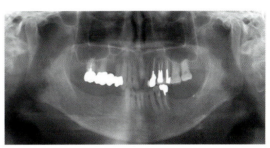

パノラマエックス線写真（初診時）：|1の陥入を認める。

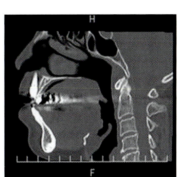

初診時CT写真：|1の陥入を認める。

処置および経過　陥入していた|1を徒手的に整復しスーパーボンドにて固定した。1|1の歯冠破折に対してはレジンにて修復した。唇側歯肉裂傷部は縫合し、抗菌薬および鎮痛薬を処方した。

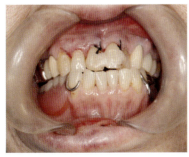

口腔内写真（縫合・整復処置後）

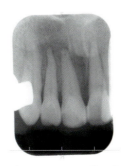

デンタルエックス線写真（受傷1週後）

1-09 根尖性歯周炎
apical periodontitis

根尖部歯周組織の炎症性病変。う蝕などにより歯髄壊死が生じた後に、根尖孔を通って根尖部歯周組織に炎症を生じる場合が多い。

疾患のポイント

- 根管治療により消炎をはかる。
- 感染根管治療は歯髄が壊死しており、麻酔を必要としない。
- 病変が広がっている場合は抜歯となる。

症例 患者は90歳男性。抗がん剤治療前の口腔内スクリーニング目的に他科より紹介。

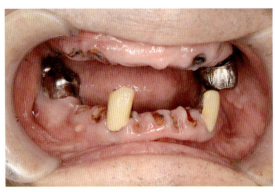

初診時口腔内写真：右側下顎臼歯部歯肉に瘻孔を認める。

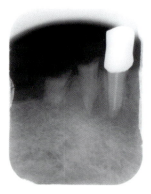

エックス線写真にて右側下顎第一小臼歯根尖部に透過像を認める。

処置および経過 口腔ケアおよび右下小臼歯部の感染根管治療を行った。

別症例 右側下顎第二大臼歯根尖部に透過像を認める。

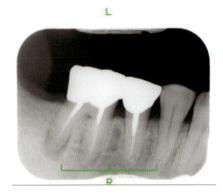

1-10 智歯周囲炎 1-05 参照

pericoronitis

智歯は萌出位置や方向の異常を起こしやすく、歯冠周囲の食片圧入や清掃不良により慢性炎症が存在しがちで、それが急性化したものを智歯周囲炎という。下顎に多い。

疾患のポイント

- 抗菌薬の投与や対症療法により症状を軽減した後、原因歯を抜去する。
- 炎症が咀嚼筋に波及すると嚥下障害や開口障害を生じる。

症例 患者は28歳女性。数カ月前からたびたび右側下顎智歯周囲歯肉に腫脹、疼痛を認めており、かかりつけ歯科医院にて定期検診を行った際に抜歯を勧められ、当科紹介初診となった。

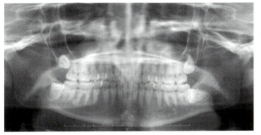
術前パノラマエックス線写真

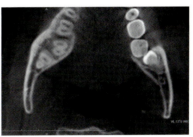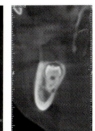
術前デンタルCT写真

処置および経過 局所麻酔下で抜歯を行った。

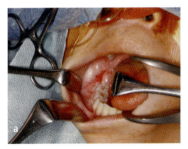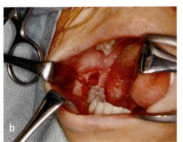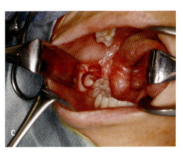

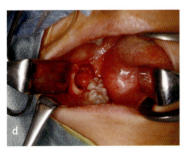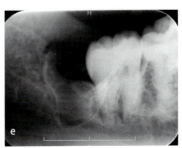

a：切開
b：粘膜剝離
c：歯冠露出
d：抜歯
e：抜歯後デンタルエックス線写真

1-11 歯のう蝕
dental caries

う蝕は、口腔内の細菌（Streptococcus mutans）が糖質から産生した酸によって歯質が脱灰されて起こる。好発部位は、臼歯咬合面の溝、歯の隣接面（歯と歯の間）、歯頸部（歯と歯肉の境目）である。

疾患のポイント

- 口腔内では絶えず脱灰と再石灰化が起きており、このバランスが崩れるとう蝕が進行する。
- 隣接面う蝕は、エックス線検査で初めて見つかることも多い。
- 高齢者では歯根が露出し、根面う蝕が多い。

症例 患者は73歳女性。歯の隣接面や歯頸部に、治療済みのう蝕を認める。

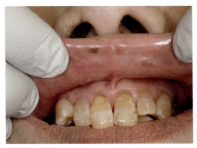
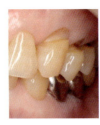

くさび状欠損：知覚過敏の原因になりやすい。

別症例

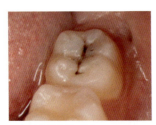
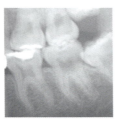

エナメル質う蝕（C1）

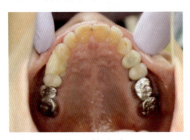
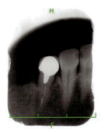
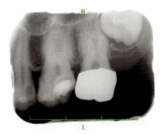

上顎中切歯隣接面う蝕（C2）　　右側下顎中側切歯隣接面う蝕（C2）　　左側上顎第二小臼歯・第一大臼歯う蝕（C2）

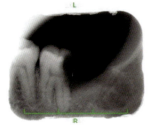
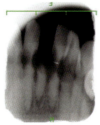
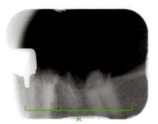

左側下顎第二大臼歯（C3）　　下顎前歯（C3・C4）　　左側下顎大臼歯（C4）

Chapter2　顎骨

先天・発育異常
2-01	大理石骨病
2-02	Freeman-sheldon 症候群
2-03	下顎前突
2-04	開咬
2-05	顔面非対称
2-06	上顎前突

損傷
2-07	下顎骨骨体部骨折
2-08	下顎骨折（小児）
2-09	病的骨折

炎症
2-10	薬剤関連顎骨壊死
2-11	薬剤関連顎骨壊死（上顎骨広範自然脱落例）
2-12	MTX 関連リンパ増殖性疾患（炎症）
2-13	び漫性硬化性下顎骨骨髄炎
2-14	SAPHO 症候群
2-15	放射線性顎骨壊死

嚢胞および類似疾患
2-16	歯根嚢胞
2-17	含歯性嚢胞
2-18	鼻口蓋管嚢胞
2-19	歯原性角化嚢胞
2-20	基底細胞母斑症候群
2-21	脈瘤性骨嚢胞
2-22	単純性骨嚢胞
2-23	静止性骨空洞

良性腫瘍および類似疾患
2-24	線維性異形成症
2-25	ランゲルハンス細胞組織球症
2-26	エナメル上皮腫
2-27	集合性歯牙腫
2-28	複雑性歯牙腫（含歯性嚢胞同時存在例）
2-29	セメント質腫
2-30	骨形成性線維腫
2-31	神経鞘腫（下顎骨中心性）
2-32	腺腫様歯原性腫瘍

悪性腫瘍
2-33	原発性骨内癌（顎骨中心性癌）
2-34	エナメル上皮癌
2-35	腺様嚢胞癌（顎骨）
2-36	転移性癌（顎骨）
2-37	軟骨肉腫
2-38	Ewing 肉腫

2-01　大理石骨病

osteopetrosis

全身の著明な進行性骨硬化をきたす遺伝性疾患で、重症進行性の幼児型（常染色体劣性）、軽度の成人型（常染色体優性）、および中間型（常染色体劣性 or 優性）に分類される。発症頻度は常染色体優性遺伝は 20 万人に 1 人、常染色体劣性遺伝は 25 万人に 1 人と報告されている。軽い打撲での骨折や下顎骨の骨髄炎、顔面神経麻痺などで気づかれることが多い。

疾患のポイント

- 抜歯後に治癒不全を起こすリスクが高く、抜歯窩から感染し骨髄炎に至ると腐骨を形成し難治性骨髄炎になりやすい。
- 骨への血液供給異常による骨代謝障害により、観血的処置や急速な歯の移動を伴うような歯科矯正治療時には注意が必要である。

症例　患者は 14 歳女児。歯並びが気になり受診した。乳歯列期より不正咬合、萌出異常が認められ、5 歳時に骨折がきっかけで大理石骨病と診断された。口腔内は、異所性多発性埋伏歯および歯冠形態異常を認め、顎骨のびまん性骨硬化像を認めた。

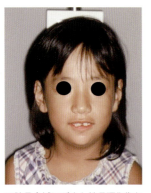
四肢骨全域にびまん性骨硬化像および低身長を認めた。

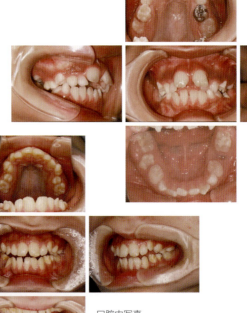
口腔内写真
初診時

口腔内写真
初診 4 年 6 カ月

処置および経過　小児科主治医より、軽症型であり、エックス線、血液検査所見から骨代謝活性は安定しているとのことで、矯正歯科治療を行った。

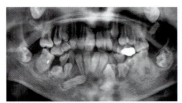
初診 1 年後

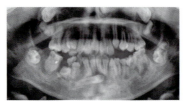
初診 2 年後

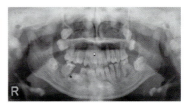
初診 4 年 6 カ月後

2-02　Freeman-sheldon 症候群

Freeman-sheldon syndrome

特徴的な顔貌と頭蓋形態、手指の屈曲拘縮、先天性内反足などを示す疾患で、口腔領域の特徴的所見として、小さな口裂、「口笛を吹いているよう」と表される窄まって突出した口唇、小下顎、高口蓋、歯列狭窄が挙げられ、高頻度に叢生などの歯列不正を認める。摂食、嚥下、発音障害といった機能的問題を伴い、開口保持が困難であることからプラークコントロールに支障をきたすことも多い。

疾患のポイント

- 口腔領域に形態的・機能的問題が多く認められ、早期から歯科的対応が必要である。
- 重度な歯列不正が高頻度に認められ、矯正も含めた治療計画が必要である。

症例　患者は13歳女児。幼少期より歯列不正による食事困難を自覚。1年ほど前から食事困難、嚥下困難が顕著化。精査目的で小児科より当科紹介となった。低身長・低体重を示し、手指、四肢には拘縮、尺側偏位を認め、脊椎弯曲の手術既往がある。胸郭変形に伴う呼吸障害改善のため、就寝時に補助換気装置（NPPV）を使用している。

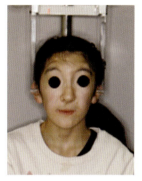
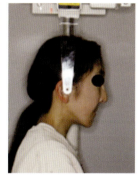

顔面写真：顔面は扁平で眼角隔離、鼻翼低形成を認める。口裂は小さく、口笛を吹くような"whistling face"を呈している。
口腔内写真：高口蓋、上下顎歯列の狭窄を認め、前歯は著しい叢生を呈している。口腔周囲筋の緊張が著しく、開口保持が困難であった。

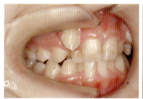
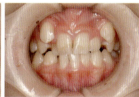
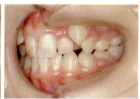
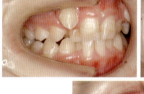
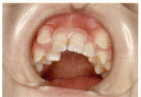
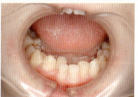

オーラルエキスパンダー

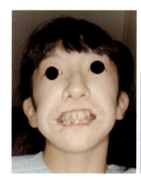
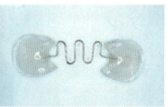

処置および経過　開口量増加を期待して在宅時にオーラルエキスパンダーを使用中である。今後、マルチブラケット治療移行に向けて、引き続き経過観察を行っていく予定である。

2-03　下顎前突

mandibular protrusion

上下顎前歯が数歯にわたり逆被蓋を呈し、オトガイ部の前方突出をきたしたもので、下顎骨の成長過剰によって起こり、多くは12〜15歳頃に次第に下顎の突出が顕著になる。比較的年齢の低い症例に対しては単独の歯科矯正治療が行われる。顎発育が終了した下顎前突症や高度の下顎前突症では、矯正歯科とのチームアプローチの下、外科的矯正治療が適応となる。

疾患のポイント

- 下顎前突症では咀嚼や構音障害および審美障害を訴え、心理面にも悪影響を及ぼすことがある。
- マルファン症候群や、Beckwith-wiedemann症候群などの先天異常疾患の合併症として下顎前突がみられることもある。

症例　患者は19歳男性。中学2年ごろオトガイ前突を自覚し、近医歯科に相談。その後、咀嚼・審美障害を主訴に外科的矯正適用で当科紹介受診。経過観察の結果、身長の伸びも落ち着いてきたため術前矯正治療開始となった。

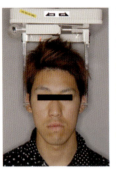 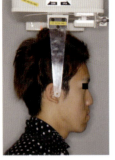 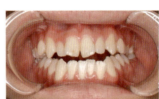 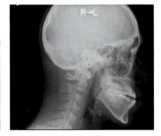

初診時：側貌は中顔面が陥凹している。

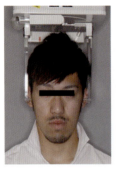 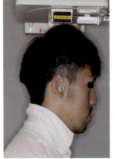 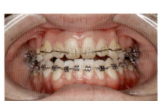 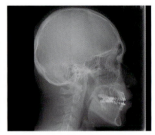

両側下顎枝垂直骨切り術施行直前

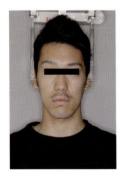 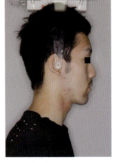 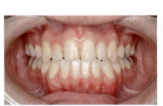 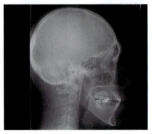

術後1年：顔貌および咬合の改善がみられる

2-04　開咬

open bite

咬合時に上下顎の歯が機能せず、上下顎の歯と歯の間に間隙があるもの。歯性の要因として、舌突出癖、吸指癖、口呼吸などによって引き起こされる前歯の低位と臼歯の高位が、骨格性の要因としては、下顎角および下顎下縁平面の開大、下顎枝の後傾や下顎枝長の短小が挙げられる。

疾患のポイント

- 術後安定性を高めるため、咀嚼筋群を伸展させないような顎骨移動方法の検討が必要。
- 不良習癖の改善、口腔筋機能療法（MFT）、咀嚼筋トレーニングの実施など後戻り防止対策が必要。

症例 患者は16歳女性。小学校高学年時より下顎前突ならびに開咬を自覚。矯正相談を希望し当科受診。

処置および経過 開咬を伴う下顎前突の診断下、術前矯正治療を開始。動的治療開始後1年2カ月で両側上顎第一小臼歯抜去、上顎前歯部歯槽骨切り術、下顎枝垂直骨切り術を施行。術後2年3カ月で動的治療を終了し保定観察に移行した。

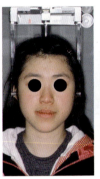
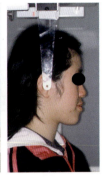
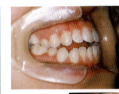
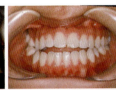
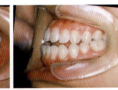
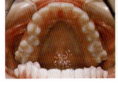
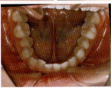

初診時

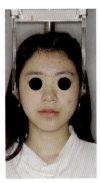
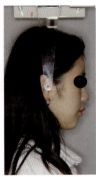
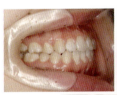
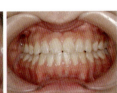
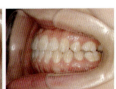
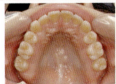
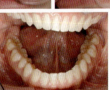

術後

2-05　顔面非対称
asymmetry

顔面非対称および偏位を引き起こす原因には、先天的要因と後天的要因がある。後天的要因には二つあり、一つは外傷や腫瘍性疾患など下顎骨成長の場である下顎頭において左右不均衡な成長が生じる場合であり、もう一つは、頬杖、睡眠時態癖といった不良習癖の継続など成長期において顎骨にかかる力学的負荷に左右差が生じ、骨格性の偏位や非対称に移行する場合である。

疾患のポイント

- 骨格的不調和が大きく、矯正歯科治療単独では機能改善を得ることが困難な症例においては、外科的矯正治療が適用となる。
- 下顎骨側方偏位症例は咀嚼筋活動の左右差を併発していることも多く、術後長期に咬合の安定を得ることが難しいとされている。

症例　患者は20歳の女性。小学校高学年時より下顎前突ならびに下顎左方偏位を自覚。近歯科にて外科的矯正治療適用の可能性を指摘され当科紹介。

処置および経過　下顎左方偏位を伴う下顎前突の診断下、上顎歯列叢生改善のため右側上顎第一小臼歯・第二大臼歯、左側上顎第一大臼歯を抜去し、術前矯正治療を開始。動的治療開始後2年4カ月で下顎枝垂直骨切り術を施行した。

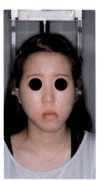
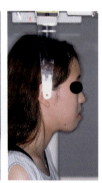
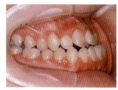
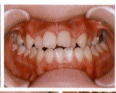
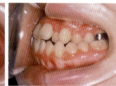
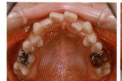
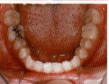

初診時

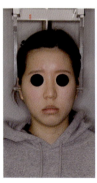
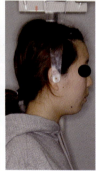
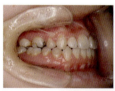
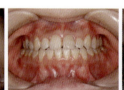
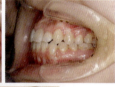
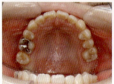
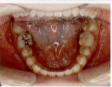

術後

2-06 上顎前突

maxillary protrusion

上顎前突は一般的に上顎前歯が下顎前歯よりも前方に突出した、すなわちオーバージェットが大きい咬合状態の総称である。歯性の要因として、上顎前歯の唇側傾斜と下顎前歯の舌側傾斜が、骨格性の要因として、上顎骨の前方位と下顎骨の後方位、下顎角および下顎下縁平面の開大が挙げられる。吸指癖、口呼吸などの習慣・習癖や鼻咽腔疾患との関連も示唆されている。

疾患のポイント

- 骨格的な不調和が著しい症例においては外科的矯正治療の適用が検討されることもある。
- 上顎前突は歯の外傷の誘発リスクが他の不正咬合と比べて高いとされている。
- 不良習癖の改善、口腔筋機能療法（MFT）など後戻り防止対策が必要。

症例 患者は27歳の女性。小学校高学年時より上顎前突ならびに開咬を自覚。矯正相談を希望し当科受診。

処置および経過 開咬を伴う上顎前突の診断下、矯正治療を開始。動的治療開始後1年で両側上顎第一小臼歯抜去。加強固定ならびに上下顎臼歯圧下目的で上下顎左右臼歯部に矯正用アンカープレートを使用した。3年4カ月で動的治療を終了し保定観察に移行した。

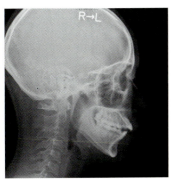
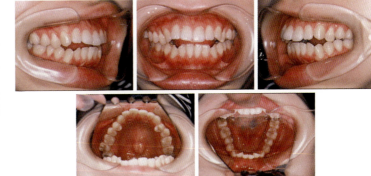

初診時

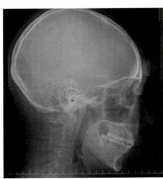
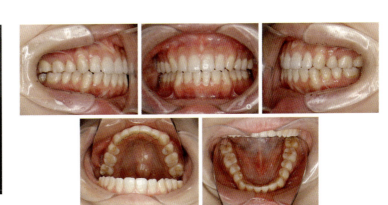

治療後

2-07 下顎骨骨体部骨折

mandibular body fracture

下顎骨骨折の発症部位別ではオトガイ部（切歯・犬歯部：30％）が最も多く、続いて関節突起部（20～30％）、下顎角部（15～20％）、骨体部骨折（10～15％）とされている。骨体部骨折では筋肉の牽引力が強く小骨片は咬筋・側頭筋・内側翼突筋によって内上方へ大きく引かれ、大骨片は顎二腹筋・顎舌骨筋によって下内方へ牽引される。骨折線が下顎管に及ぶ症例ではオトガイ神経領域の知覚異常を生じることが多い。

疾患のポイント

- 観血的整復固定では、咬合の改善を図ることが最も重要である。
- 長期の顎間固定は線維性強直を生じやすいため10日～2週間で顎間固定を解除して開口訓練を積極的に行う必要がある。

症例 患者は40歳男性。ロードバイクの大会中に前方に転倒して受傷。救急搬送で受診となった。口腔外所見は、オトガイに4cm、深さ2cm程度の裂創を認めた。オトガイ神経領域に明らかな知覚鈍麻は認めなかった。口腔内所見は、上顎前歯が歯冠水平破折、右側下顎小臼歯部および左側下顎前歯部で骨折を認め、歯肉も裂開、骨片が口腔内に露出していた。

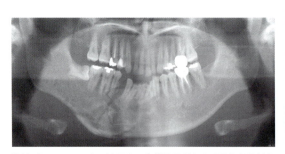

術前パノラマエックス線写真：歯槽骨骨折および骨体部骨折を認める。

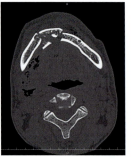

術前CT写真：前歯部の骨片は偏位し、両側ともオトガイ孔より前方で骨折している。

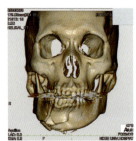

術前3D CT写真

処置および経過 全身麻酔下、下顎骨骨折観血的整復固定術および顎間固定を施行した。術後、右オトガイ神経支配領域の知覚鈍麻を認めたためアデホス顆粒、メチコバール細粒の内服を開始した。顎間ゴムにて2週間固定し、その後1カ月間は就寝時のみゴム牽引を行った。

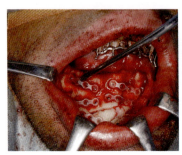

術中写真：プレート固定

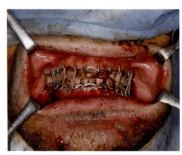

術中写真：顎間固定

2-08 下顎骨骨折（小児）

mandible fracture

小児の顎骨骨折症例は、骨癒合が旺盛なために早期治療が必要であり、適切な治療が行われないと変形治癒や機能障害（開口障害、咬合不全など）が残る可能性がある。また、骨折線上に永久歯の歯胚が存在する場合、術後に永久歯の萌出遅延や歯根吸収を認めることがあり、治療法の選択には十分な検討が必要である。

疾患のポイント

- 骨折部位、偏位の程度、患者の年齢、家族の協力が得られるなどを総合的に判断し、観血的整復か非観血的整復かを慎重に選択する必要がある。
- 治療後に変形治癒による形態異常や機能障害が出現することがあり、長期の経過観察が必要である。

症例 患者は 8 歳男児。2 ～ 3m の高さから転落し、右側下顎を打撲した。近病院に救急搬送され、顎骨骨折疑いで翌日に当科へ転院となった。口腔外所見では、右側顔面が腫脹し、オトガイは左方に偏位しており、開閉口障害を認めた。

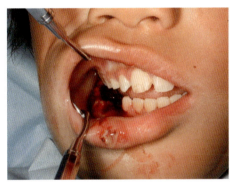

初診時口腔内写真：右側下顎第一大臼歯・第二乳臼歯が低位となり、第一乳臼歯は完全脱臼していた。

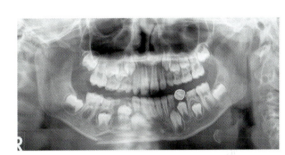

パノラマエックス線写真：右側下顎骨体部に骨折線を認める。

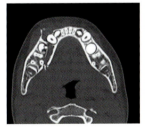
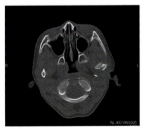
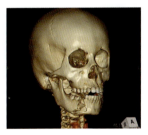

CT 写真：両側関節突起が骨折して内側へ転位している。

処置および経過 下顎骨の成長や永久歯胚への影響を考慮し、下顎位誘導用可撤式装置（Bite Jumping Appliance：BJA）を用いた動的誘導による非観血的整復治療を行った。併せて上顎歯列の幅径拡大も行った。

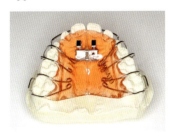
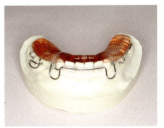

下顎位誘導用可撤式装置（Bite Jumping Appliance：BJA）

BJA装着から3カ月後には最大開口量が40mmを超え、オトガイの偏位も改善した。
受傷後6カ月では、右側上下顎第一大臼歯は正常被蓋となり、右側下顎第一小臼歯の正常萌出が認められた。画像所見でも右側下顎骨体部の骨折線は消失して連続性が回復し、両側関節突起も整復されていた。
その後も咬合関係は良好に維持されており、受傷から3年4カ月後のパノラマエックス線写真では下顎の永久歯が正常に萌出していることが確認された。

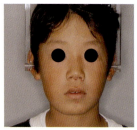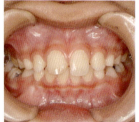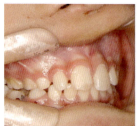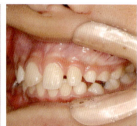

受傷後6カ月の顔貌と口腔内写真

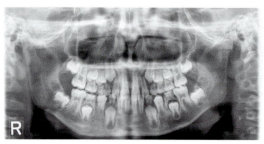

受傷6カ月後のパノラマエックス線写真

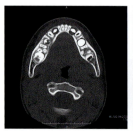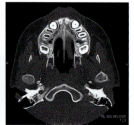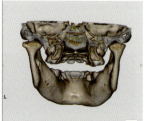

受傷6カ月後のCT写真

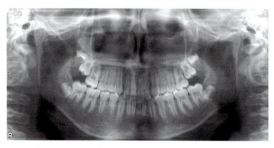

受傷3年4カ月後のパノラマエックス線写真

2-09 病的骨折

pathological fracture

骨折は過大な外力が加わって起こる外傷性骨折がほとんどであるが、まれに、炎症や腫瘍などの骨の病気が進行し、生理的な咬合力やわずかな力によっても骨折が起こることがあり、これを病的骨折と呼ぶ。また、下顎智歯抜歯やインプラント植立後などにも起こることがある。

疾患のポイント

- 厚さ 5mm 以下、幅 10mm 以下の下顎骨では病的骨折の危険性を考慮すべきとされている。
- 類義語の疲労骨折は、正常な強度をもつ骨に対して骨折に至らない程度の通常よりも大きな外力が加わって起こるものと定義されている。

症例 患者は 78 歳男性。全身麻酔下に左側下顎智歯（⎿8）抜歯を施行。帰棟後に止血ガーゼを咬合した際、骨折音とともに咬合偏位を呈し、パノラマ撮影で左側下顎角部の骨折を確認した。

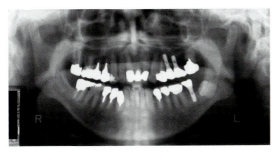

⎿8 抜歯前パノラマエックス線写真：⎿8 の埋伏を認める。

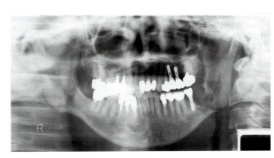

⎿8 抜歯後パノラマエックス線写真：左側下顎角部に骨折線を認める。

処置および経過 顎間固定による骨折治療を行った。

別症例

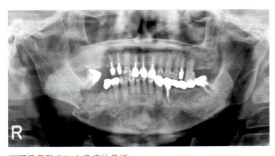

下顎骨骨髄炎による病的骨折

2-10 薬剤関連顎骨壊死

medication-related osteonecrosis of the jaw：MRONJ

薬剤関連顎骨壊死は骨吸収抑制作用をもつビスフォスフォネート製剤やデノスマブといった薬剤に関連して生じる顎骨壊死である。ガイドライン（2016）では、臨床症状および画像所見によってステージ0〜3に分類され、それぞれのステージによって抗菌性洗口剤の使用、局所的抗菌薬の塗布・注入といった保存的療法、もしくは腐骨除去、顎骨の辺縁切除・区域切除を含めた外科的療法が推奨されている。

疾患のポイント

- MRONJによる疼痛に対し早期に外科処置を行うことで、疼痛の早期消失と長期的にも良好な治癒経過が得られる。

症例 患者は77歳女性。初診5年前より多発性骨髄腫に対してビスフォスフォネート製剤が投薬されていたが、紹介初診時には中止されていた。

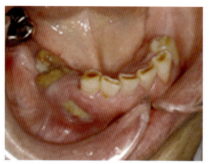
口腔内写真：右側下顎大臼歯部舌側から犬歯部頬側にかけて骨露出と疼痛を認める。

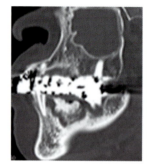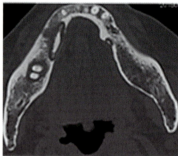
CT写真：右側下顎臼歯部舌側に透過像で囲まれた分離腐骨を認める。舌側皮質骨に連続性はない。

処置および経過 発赤部軟組織の生検を行い、腫瘍性病変でないことを確認しMRONJステージ2の診断とした。全身麻酔下に腐骨除去と粗造な感染骨面を削合除去し、粘膜を縫合閉鎖した。術直後から疼痛は消失し、術後2カ月で完全治癒を認めた。

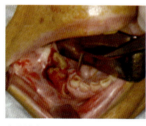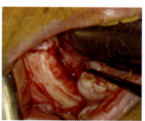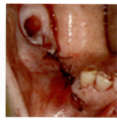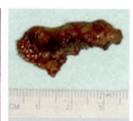

腐骨除去　　　腐骨除去骨面削合後　　　縫合　　　腐骨

2-11 薬剤関連顎骨壊死（上顎骨広範自然脱落例）

medication-related osteonecrosis of the jaw：MRONJ

デノスマブなどのビスフォスフォネート（BP）以外の骨吸収抑制薬においても顎骨壊死が起こることが報告されており、薬剤関連顎骨壊死（MRONJ）と呼ばれている。

疾患のポイント

- 抜歯などの歯科的な侵襲だけではなく、歯性感染巣がMRONJを引き起こす原因であることが報告され、BP開始前に感染源をできるだけ少なくする必要がある。

症例 患者は74歳女性。左側上顎小臼歯脱落後の治癒不全にて受診。既往歴に乳がん骨転移があり、ゾメタが投与されていた。

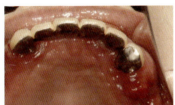

口腔内写真　初診時

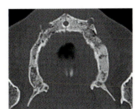

パノラマエックス線写真　初診時

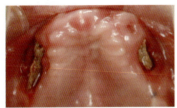

口腔内写真　2年1カ月後

CT写真　1年11カ月後

処置および経過 ゾメタからランマークに変更されたが、上顎骨骨髄炎（両側）悪化で中止。その後、上顎骨骨髄炎の急性症状は軽快し、ランマーク再開したが、MRONJステージ2と症状悪化し、ランマーク休薬。さらにMRONJステージ3となり、上顎骨の広範な自然脱落を認めた。その後、ランマーク休薬継続。

口腔内写真
MRONJ
ステージ2

2年
9カ月後

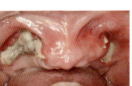

MRONJ
ステージ3
に進展

4年
1カ月後

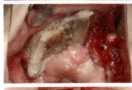

3年
2カ月後

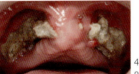

4年
8カ月後

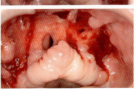

3年
3カ月後

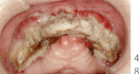

4年
8カ月後

脱落した腐骨

2-12 MTX 関連リンパ増殖性疾患（炎症）

Methotrexate-associated lymphoproliferative disorders：MTX-LPD

関節リウマチ（Rheumatoid arthritis、以下 RA）治療薬であるメトトレキサート（Methotrexate、以下 MTX）投与中に発症する腫瘍性疾患（悪性リンパ腫）で、消化管、皮膚、肺、腎などの軟組織にみられることが多い。口腔領域での報告は少ないが、潰瘍形成とともに顎骨壊死を認めた例が報告されている。

疾患のポイント

- RA において MTX 投与は一般的になっており、MTX-LPD を念頭に置いた診断が重要となる。
- Epstein-Barr virus との関連性も知られており、今回の症例においても EBER-ISH（＋）と EBV 陽性を示した。

症例 患者は 64 歳女性。約 3 年前に関節リウマチ（RA）を発症し、MTX の投与が開始された。また、抗 TNF-α のインフリキシマブを 8 週ごとに点滴されていた。下顎前歯部の歯肉発赤と腐骨露出を認めるとのことで歯科を受診した。ステロイド性骨粗鬆症予防のためにビスフォスフォネート（bisphosphonate、以下 BP）やプレドニゾロン（prednisolone、以下 PSL）を投与中であったため、骨吸収抑制薬関連顎骨壊死（anti-resorptive agents-related osteonecrosis of the jaw：ARONJ）が疑われた。その後、歯肉の発赤、顎骨壊死などの症状が増悪し、当院に紹介となった。下顎前歯部〜下唇粘膜、右側下顎臼歯部に歯肉壊死、壊死性潰瘍、腐骨露出を認めた。パノラマエックス線写真および CT 写真において、下顎前歯部に歯槽骨の破壊像を認めた。

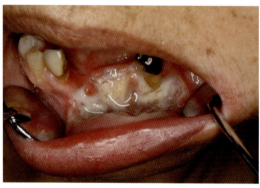 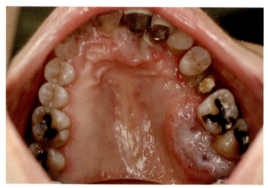

初診時口腔内写真：下顎前歯部から下唇粘膜に及ぶ潰瘍を認める。また、一部腐骨の露出を認める。左側上顎臼歯部に歯肉壊死を認める。

処置および経過 下唇粘膜〜下顎前歯部歯肉を生検した結果、病理組織学的診断は MTX-LPD であった。当院腫瘍血液内科に対診し、ただちに MTX、インフリキシマブ、PSL が休薬となった。上顎壊死歯肉の生検も行い、同様に MTX-LPD との病理診断結果であった。骨髄穿刺、PET-CT などの結果、他臓器への進展は認めなかった。MTX 休薬後に口腔内症状は改善した。

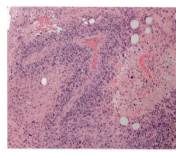 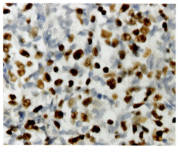

病理組織所見

H-E 染色 （×100）
地図状壊死と血管中心性増殖がみられる。

免疫組織化学染色 （×400）
EBER-ISH（＋）

2-13 び漫性硬化性下顎骨骨髄炎
diffuse sclerosing osteomyelitis of the mandible

下顎骨に認められ、間欠性の激しい疼痛、腫脹、開口障害を認め、抗菌薬投与や外科手術によりいったん軽快しても再燃し、治療に難渋することが多い。非細菌性顎骨骨髄炎に分類され、SAPHO症候群の一症状とも考えられている。

疾患のポイント

- 顎骨に発症し、腫脹があっても波動を触れず、切開しても排膿はみられず、瘻孔形成も認められない。
- 画像所見では、患側の骨髄の硬化像と皮質骨の部分的な吸収像が混在する。
- SAPHO症候群とは Synovitis(滑膜炎)、Acne(痤瘡)、Pustulosis(膿疱症)、Hyperostosis(骨化症)、Osteitis(骨炎)の頭文字を取り命名され、びまん性硬化性下顎骨骨髄炎のみが認められる症例を SAPHO症候群の亜型と呼ぶことがある。

症例 患者は61歳女性。9年前より左側下顎の疼痛を自覚し、かかりつけ歯科を経て他病院口腔外科を紹介された。下顎骨骨髄炎の診断の下、抗菌薬とNSAIDsを投与されるも、左側下顎の疼痛、腫脹、開口障害は出現と消退を繰り返し、寛解しなかった。数カ月前より左側下顎の疼痛と腫脹が増大してきたため、当科へ紹介となった。初診時の口腔外所見では左側下顎から耳前部にかけて軽度腫脹と同部の激痛を認め、開口量は25mmであった。口腔内所見では左側下顎歯肉の発赤や腫脹はみられなかった。

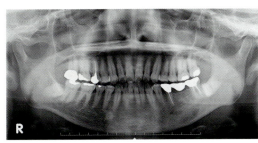
パノラマエックス線写真:左側下顎骨体部骨髄の不透過性亢進がみられる。

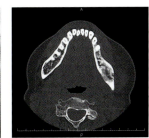
CT写真:左下顎骨体部の皮質骨の一部吸収と、骨髄の硬化像を認める。

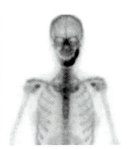
骨シンチグラフィー:下顎骨正中骨体部から左下顎枝にかけて集積像を認める。

処置および経過 臨床像および画像所見からびまん性硬化性下顎骨骨髄炎と診断した。すでに14員環マクロライド系抗菌薬が長期投与されていたが改善していないことから、ゾレドロン酸4mgの点滴投与(自費)を施行した。ゾレドロン酸投与翌日より左側下顎の疼痛は消失し、腫脹も軽減して開口量は40mmとなった。その後も左側下顎の疼痛と腫脹は消失したまま経過し、ゾレドロン酸投与6カ月後のCTでは、左側下顎骨体部の皮質骨吸収部は消失し、骨髄は均一に不透過性が亢進していた。

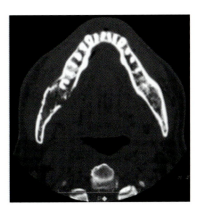
ゾレドロン酸投与6カ月後のCT写真

2-14　SAPHO 症候群

SAPHO syndrome

難治性の骨・関節病変（滑膜炎 synovitis、骨化症 hyperostosis、骨炎 osteitis）と皮膚病変（痤瘡 acne、膿疱症 pustulosis）を併発する症候群で原因はいまだ不明であるが全身の骨関節に痛みや機能障害を生じることからリウマチ性疾患に分類される。

疾患のポイント

- び慢性硬化性下顎骨骨髄炎（DSO）と SAPHO 症候群の骨病変を比較すると、下顎の繰り返す腫脹、疼痛や膿瘍・瘻孔形成を認めない点、エックス線写真では慢性骨髄炎の像を呈する点などの類似点が挙げられる。
- 骨シンチグラフィーで胸骨・鎖骨に集積した像が特徴的である。

症例　患者は 71 歳女性。右側下顎骨骨体部・下顎角部にかけての違和感で、他院より骨髄炎精査目的のため紹介受診。開口量 28mm。

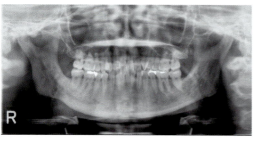

パノラマエックス線写真

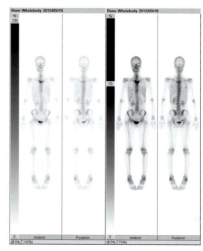

骨シンチグラフィー

処置および経過　び慢性硬化性下顎骨骨髄炎（DSO）の診断でスルバシリン点滴やクラビット、クラリスを内服投与するも疼痛改善せず、ゾメタ 4mg 点滴投与で疼痛は消失した。足に時折、皮疹が出現し、近医皮膚科にて掌蹠膿疱症と診断されていたことから、DSO と合わせ SAPHO 症候群と診断した。

2-15　放射線性顎骨壊死

osteoradionecrosis

放射線性顎骨壊死は頭頸部癌放射線治療後に上下顎骨に生じる晩期障害の一つである。顎骨内および骨膜の血流が低下することにより難治性の顎骨骨髄炎や骨壊死を生じる。抜歯などの観血的処置が主な誘因として挙げられるが、義歯性の潰瘍などから波及した炎症が原因となることもある。

疾患のポイント

- 放射線性の顎骨壊死はきわめて難治性であるため予防が非常に重要である。
- 頭頸部癌放射線治療の前に要抜去歯、要治療歯を適切に処置する必要があるため耳鼻科や放射線科との密な連携が重要である。

症例　患者は56歳男性。6年前に中咽頭がんで放射線治療の既往があった。1年前より右側顎下部の蜂窩織炎を繰り返し、その後右側下顎臼後部舌側に骨露出を認めた。さらに数カ月後、急性炎症が再燃して開口障害が生じ、精査加療依頼にて当科紹介初診となった。

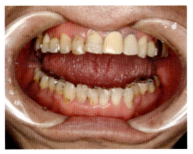

口腔内写真：開口量19 mm。右側臼後部に骨露出を認める。

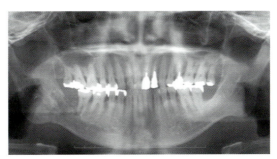

パノラマエックス線写真：右側下顎第一大臼歯〜右側関節突起にかけて広範囲な骨吸収像を認める。

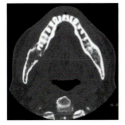

CT写真
皮質骨の断裂を認める。

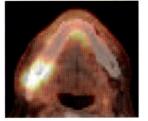

PET写真
右側下顎骨にFDGの集積を認める。

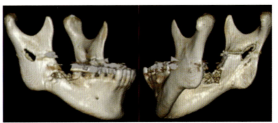

3D模型
右側下顎骨に骨吸収を認める。

処置および経過　右側下顎骨放射線性顎骨壊死の診断の下、右側下顎骨区域切除、腓骨皮弁再建術施行。

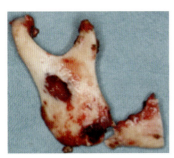
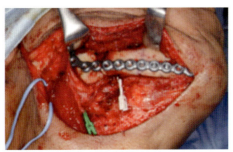

2-16 歯根嚢胞

radicular cyst

顎骨嚢胞のなかで最も頻度が高い炎症性嚢胞である。小さいうちは症状はほとんどなく、エックス線撮影時に偶然見つかることも多い。

疾患のポイント

- 原因歯は必ず無髄歯である。
- エックス線像では原因歯の歯根膜腔と連続したほぼ円形の透過像を呈する。
- 嚢胞が小さい場合は根管治療のみで治癒することがある。

症例 患者は54歳女性。近医にてエックス線撮影時に左側上顎犬歯（|3）根尖部の透過像を指摘され、紹介受診となった。

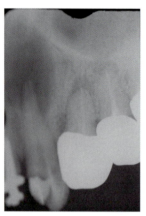

初診時デンタルエックス線写真：|3 根尖部に類円形の透過像を認める。

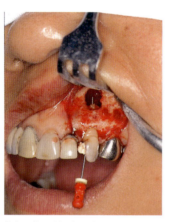

術中写真：歯根端切除を行い根管充填の準備を行っている。

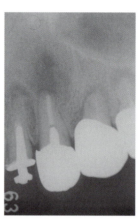

術後7カ月デンタルエックス線写真：|3 根尖部の透過像が小さくなり、治癒が進んでいる。

処置および経過 嚢胞摘出および歯根端切除術を行い、経過観察となった。

別症例

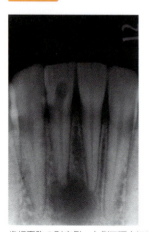

歯根嚢胞の別症例：右側下顎中切歯根尖部に円形の透過像を認める。

2-17 含歯性囊胞

dentigerous cyst

内腔に埋伏歯または未萌出歯の歯冠を含む囊胞で、以前は濾胞性歯囊胞（folliclar dental cyst）と呼ばれていた。歯冠形成後に、歯冠部に存在する歯原性上皮が囊胞化して生じると考えられている。顎骨に生じる囊胞の約20%を占め、好発部位は下顎角部〜下顎枝部、上顎前歯部である。好発年齢は10〜30歳代であるが、自覚症状に乏しいため、高齢者にも散見される。

疾患のポイント

- 歯冠と囊胞の位置関係はさまざまで、囊胞が歯冠のみを取り囲む中心型や歯全体を取り囲む周囲型、埋伏歯の側方に透過像がみられる側方型に分類される。
- 歯原性角化囊胞やエナメル上皮腫との鑑別が必要であり、手術前に生検を行う場合もある。

症例 患者は17歳男性。かかりつけ歯科で撮影したパノラマエックス線写真で、右側下顎智歯（8］）埋伏歯を含む類円形の透過像が認められたため、紹介により当科を受診した。CTでも右側下顎第二大臼歯遠心から下顎枝にかけて8］を含む境界明瞭なエックス線透過像が確認された。右側下顎の腫脹、疼痛および右オトガイ神経領域の知覚麻痺は認めなかった。

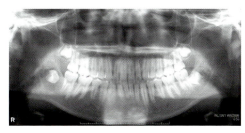
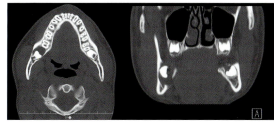

処置および経過 全身麻酔下に8］埋伏歯抜歯および下顎骨囊胞摘出術を施行した。

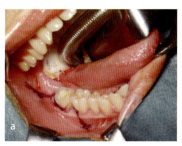
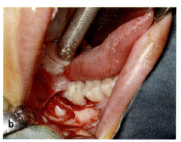
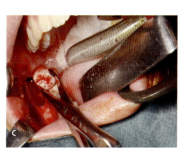
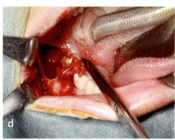
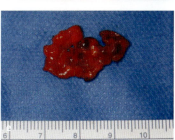

a：切開線
b：歯肉剝離（埋伏歯明示）
c：埋伏歯抜歯
d：囊胞摘出
e：摘出物

2-18 鼻口蓋管囊胞
nasopalatin duct cyst

胎生期の鼻口蓋管の残存上皮に由来する囊胞で、囊胞が切歯管の部分に生じたものは切歯管囊胞（incisive canal cyst）、骨の外部で口蓋の粘膜下に生じたものは口蓋乳頭囊胞（cyst of papilla palatine）と呼ばれる。顎骨内に発生する囊胞の約1〜5%を占める。

疾患のポイント

- エックス線写真で切歯管相当部にハート型の透過像を呈するのが特徴である。
- 囊胞摘出の際に鼻口蓋神経・血管束を切断しても障害が生じることはほとんどない。

症例 患者は37歳女性。かかりつけ歯科で撮影したパノラマエックス線写真で、口蓋正中部に透過像を認めたため、紹介により当科を受診した。歯肉や口蓋粘膜に膨隆は認めず、自覚症状もなかったが、CT撮影により切歯管相当部にハート型の境界明瞭なエックス線透過像が確認された。

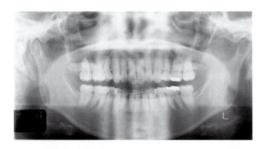

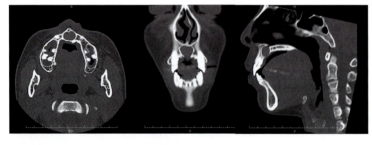

検査のポイント
切開側（唇側 or 口蓋側）を決定するために、CT撮影が望ましい。

処置および経過 全身麻酔下に口蓋側よりアプローチし、上顎骨囊胞摘出術を施行した。

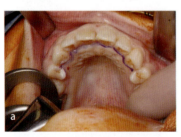 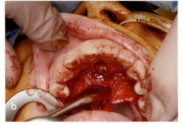 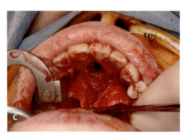

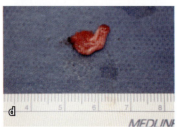

a：切開線
b：口蓋粘膜剥離
c：囊胞摘出
d：摘出物

2-19 歯原性角化嚢胞
odontogenic keratocyst

2005年のWHO分類より浸潤性や再発率の高さ、増殖活性の高さから角化嚢胞性歯原性腫瘍（keratocystic odontogenic tumor）として取り扱われていたが、2017年の改定より歯原性角化嚢胞として嚢胞に分類されるようになった。顎嚢胞の約2〜11%を占め、好発年齢は10〜30歳代である。基本的に治療方法は外科的摘出である。多発する場合は基底細胞母斑症候群の一症状として生じることが多い。

疾患のポイント

- 歯原性角化嚢胞は摘出後の再発が多く（15〜58%）、摘出後一層の骨削除が推奨されている。
- 開窓療法によって嚢胞腔も縮小化するとされているので、縮小した後に全摘出し、骨面を削除することによって良好な結果が得られる。

症例 患者は32歳男性。数年前より右側下顎の腫脹を自覚していたが放置。腫脹の増大と排膿を自覚したため当科を受診。

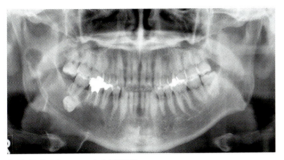

初診時パノラマエックス線写真

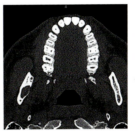 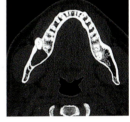

初診時のCT写真：術前のパントモエックス線およびCTでは、右側下顎骨体部および下顎枝にかけて、透過像を認める。透過像は下顎下縁を超えて進展している。

処置および経過 生検では dentigerous cyst。全身麻酔下にて下顎骨嚢胞摘出術を施行し、開放創とした。その後、再発傾向を認め、2度目の摘出術を行った。

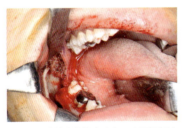 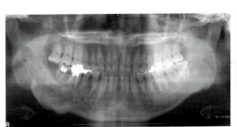

下顎骨嚢胞摘出術術中写真：病理結果は dentigerous cyst。

術後2年6カ月
右側下顎枝の透過像が拡大傾向。

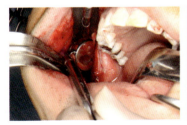 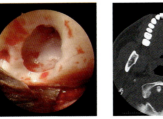 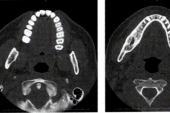

術後2年8カ月
再度下顎骨嚢胞摘出術。病理結果は歯原性角化嚢胞。

再手術後1年
透過像の縮小を認める。

別症例 患者は 25 歳女性。

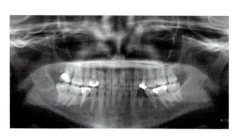

パノラマエックス線画像にて右側下顎第二大臼歯（7｜）遠心から下顎枝にかけて二房性の類円形透過像を認める。透過像は 7｜ の根尖を含み、下顎管と近接している。

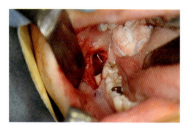

全身麻酔下にて右側下顎骨嚢胞摘出術施行。

2-20　基底細胞母斑症候群
basal cell nevus syndrome

多発性基底細胞母斑、多発性顎嚢胞、骨の系統的異常を主症状とする常染色体優性遺伝性疾患である。多発性顎嚢胞が本疾患診断のきっかけになることが多い。皮膚症状では母斑のほか、手掌や足底の点状小窩（陥凹）などがみられ、骨症状では大脳鎌の石灰化や二分肋骨、脊椎異常などがみられる。

疾患のポイント

- 20歳代になると、基底細胞母斑が癌化傾向を示しやすい。
- 基底細胞癌化の予防として放射線被爆の軽減、日光遮断などが必要である。
- 若年時から多発性嚢胞を認め増大する例が多いので、歯科での早期発見・処置が重要となる。
- 大きい嚢胞の場合には開窓して、嚢胞の減量と歯槽骨の再生、歯の保存の検討も必要となる。

症例　患者は44歳女性。左側頬部腫脹のため受診した。以前に数回、顎骨嚢胞手術の既往があった。

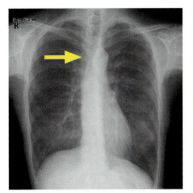
脊椎側彎を認める。

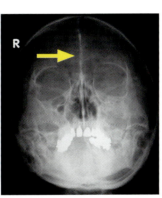
大脳鎌の石灰化を認める。

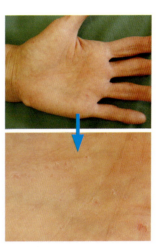
手掌小窩を認める。

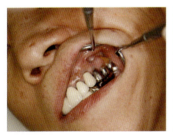
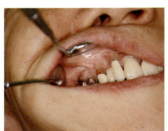
口腔内写真

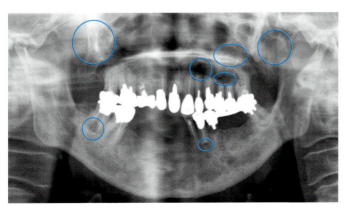
パノラマエックス線写真：多発性嚢胞を認める。

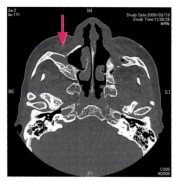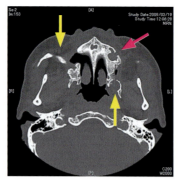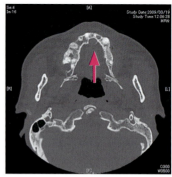

CT（ボーンズーム）写真

処置および経過 全身麻酔下で顎骨囊胞摘出術が行われた。皮膚科においても、肩や臀部の基底細胞癌切除が行われた。

別症例 患者は11歳男児。上下顎の異所性多数歯埋伏を矯正歯科医院で指摘され当科紹介受診。

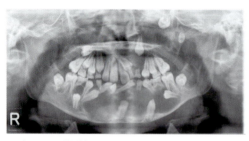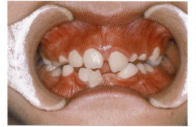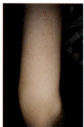

12歳0カ月（術前）

左右上腕皮膚に多数の基底細胞母斑を認める。

処置および経過 上下顎多発性顎囊胞の開窓・摘出術を全身麻酔下で2回施行、埋伏歯は可及的に保存した。開窓した囊胞の減量・骨再生と、埋伏歯の位置改善の観察を続け、術後2.5年目からは歯科矯正的アプローチによる上下顎の保存埋伏歯の牽引と歯列誘導を行った。

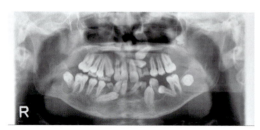

12歳7カ月（初回手術後7カ月）

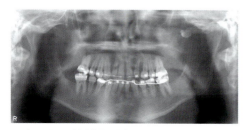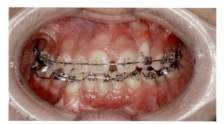

16歳11カ月（歯科矯正治療2年6カ月）　　16歳11カ月時　口腔内写真

2-21 脈瘤性骨囊胞
aneurysmal bone cyst

骨内に生じる多房性囊胞様病変で腔内に血液を含む。好発部位は上顎骨より下顎骨に多く、特に臼歯部〜下顎枝部とされている。腫瘍や外傷など二次的な修復過程による修飾の加わった病変と考えられている。

疾患のポイント

- 画像所見では、単胞性、多胞性、石鹸の泡状あるいは蜂巣状を示すとされるが、いずれも診断に直接結び付くものではない。MRI検査、穿刺試験、血管造影、生検などを組み合わせ診断する必要がある。
- 本疾患の術前診断は決して容易ではなく、良性腫瘍や下顎骨囊胞と診断し安易に摘出術を行うと大出血を生じることがある。

症例 患者は85歳男性。4年前に他病院歯科口腔外科で左側下顎囊胞摘出術施行。その後、同部の腫脹を自覚して摘出術が行われ、脈瘤性骨囊胞の診断が得られていた。最近数カ月で著明な左下顎部の増大を自覚したため精査加療目的に当科初診となった。

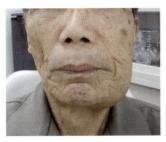

顔貌写真：左下顎部の腫脹を認める。

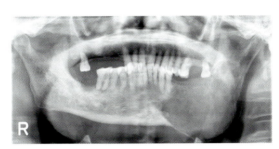

パノラマエックス線写真：臼歯部から下顎枝にかけて境界明瞭で内部はやや不均一な広範囲の透過像を認める。

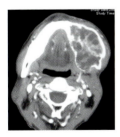
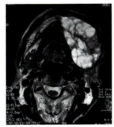
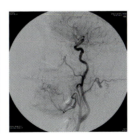

CT写真（左）：多くの隔壁を伴い、下顎骨は膨張性に内部より吸収しており舌側皮質骨がひ薄化、また一部では欠損している。
MR写真（中）：T2強調像では高信号を示し多数の隔壁を認める。
血管造影写真（右）

処置および経過 動脈塞栓術を検討したが、その高い危険性と塞栓効果に疑問があったため外科療法を行うこととなった。手術は全身麻酔下にて下顎骨区域切除を施行した。年齢を考慮し下顎骨の再建は行わなかった。術中に下顎内側の剥離が困難で出血量が増大したため外頸動脈を結紮した。摘出標本では、舌側の皮質骨が広範囲に吸収し、血腫様の囊胞が認められた。また割面では多数の偽囊胞腔を認めた。

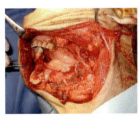

術中写真

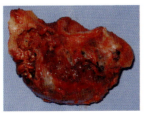

摘出標本舌側面写真

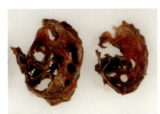

摘出標本断面写真

2-22　単純性骨嚢胞
simple bone cyst

外傷などにより生じた骨髄内血腫と関係があると考えられている嚢胞であるが、外傷の既往がない場合も多く、原因は不明である。エックス線写真で偶然に発見される場合が多い。被膜や内容を欠いている。大きなものは帆立貝のような波状の輪郭を呈する。20 歳前後の若年者に多い。

疾患のポイント

- 嚢胞腔を掻爬し、腔内を開放することで自然縮小を図る。
- 内部は空洞あるいは少量の漿液性内容物を含むが、上皮は存在しない。

症例 患者は 19 歳女性。エックス線撮影時に嚢胞様透過像を指摘され受診した。

処置および経過 確認のための手術が行われ、内容物を認めず、単純性嚢胞と診断された。

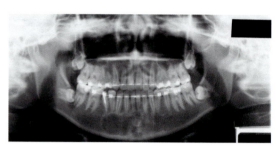

パノラマエックス線写真：下顎正中から右側下顎第二小臼歯にかけて透過像を認める。

2-23　静止性骨空洞
static bone cavity

下顎角部にエックス線写真上で円形または楕円形の嚢胞様の像を呈するもので、撮影時に偶然に発見される。隣接する顎下腺による舌側皮質骨の限局性陥凹で、CT 撮影で明らかに診断が下される。

疾患のポイント

- 骨欠損部には唾液腺組織や脂肪組織を認める。
- 治療の必要はない。

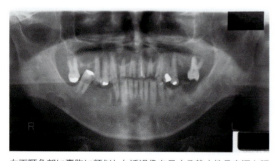

右下顎角部に嚢胞に類似した透過像を呈する静止性骨空洞を認める。

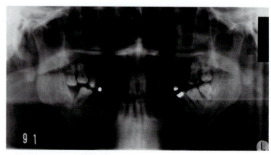

右下顎角部に静止性骨空洞を認める。

2-24 線維性異形成症 2-30 参照

fibrous dysplasia

緩慢に進行する骨の無痛性膨隆をきたす疾患で、病変は幼児期より増大するが、発育の停止に伴って病変の進行も停止することが多い。病変の増大に伴い、咬合異常や顔面変形をきたす。エックス線写真では、周囲の健常な顎骨との境界が不鮮明なすりガラス状の不透過像を特徴とする。

疾患のポイント

- 基本的には良性疾患であり、思春期以降骨発育が停止すると、増殖を停止することが多い。
- 病理組織学的には骨形成線維腫との鑑別は困難である。

症例 患者は 26 歳女性。右側上顎歯肉の腫脹を主訴に受診。右側頬部に軽度の突出を認める。口腔内は右側上顎小臼歯の根尖相当部に 20 × 10mm の骨様硬の膨隆を認めた。

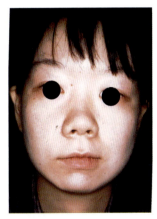

顔貌写真

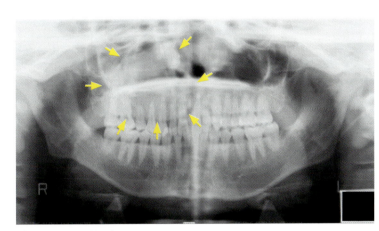

パノラマエックス線写真

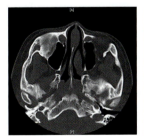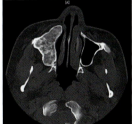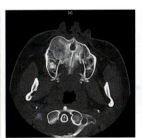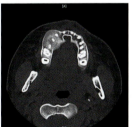

CT 写真

処置および経過 画像所見と臨床所見より線維性異形成症の診断となった。確定診断のための組織採取については、患者は希望しなかったため、6 カ月ごとに経過観察を行うこととなった。

2-25 ランゲルハンス細胞組織球症
Langerhans cell histiocytosis

ランゲルハンス細胞組織球症（以下、LCH）は、骨髄由来の抗原提示細胞であるランゲルハンス細胞がさまざまな臓器で増殖、浸潤する稀少な疾患である。

疾患のポイント

- LCH は腫瘍性疾患に分類されていないものの、小児に発症率が高いこと、あらゆる臓器に発生すること、希少病変であること、臓器侵襲性が強いなどの病態を示し、小児がんに類似した特徴を示す。

症例 患者は3歳女児。左側頬部腫脹、開口障害を認め、抗菌薬の内服により症状軽快したが、同月中旬に症状再燃。他病院歯科口腔外科を受診し、CT 写真にて左側下顎骨の欠損部を認め、当科紹介初診となった。

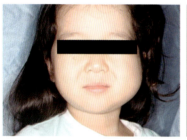
初診時顔貌写真
左側頬部の圧痛・腫脹（+）
知覚鈍麻：判別不能
開口量　約3mm

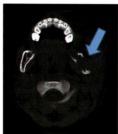
CT 写真
左側下顎枝の消失を認める。

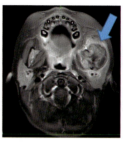
MR 写真
左側下顎枝相当部に位置し周囲軟組織を圧排する病変を認める。

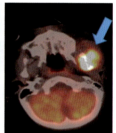
PET-CT 写真
同部位に有意な集積を認める。

処置および経過 LCH は病変数と発症臓器数で3種類の病型に分類され、本症例は病理組織診断と全身画像検索により SS 型：単臓器単病変型の LCH と診断。本症例においては、初診時の症状や治療による予後・発育への影響を考慮し、化学療法が施行された。

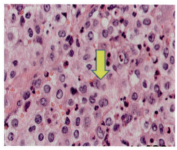
病理組織写真
H-E 染色（×400）
線維組織中に単核の組織球様細胞の増殖が見られ、核には特徴的なコーヒー豆様と呼ばれる核溝を認める。

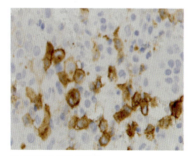
免疫組織化学染色写真
S100 蛋白
増殖する組織球様細胞が陽性を示した。

2-26　エナメル上皮腫

ameloblastoma

歯原性腫瘍の一つで、歯原性腫瘍の約 10% を占める。2017 年の WHO 分類では、単嚢胞型、骨外型／周辺型、転移性エナメル上皮腫に分けられ、転移性エナメル上皮腫は悪性腫瘍で、肺や胸膜などに転移を起こす。歯原性角化嚢胞、歯原性粘液腫、含歯性嚢胞、歯根嚢胞など多岐にわたる腫瘍や嚢胞との鑑別を要する。またさまざまな治療法があるが、基本的には開窓もしくは摘出および周囲骨削除を行う。

疾患のポイント

- 10〜30 歳代に好発し、下顎大臼歯部、下顎枝部、下顎角部に多い。
- 症状は、無痛性の骨の膨隆、歯の移動、動揺、歯根吸収や羊皮紙様感などがある。
- エックス線写真では、比較的境界明瞭で、隔壁構造の有無から単房性・多房性・蜂巣状・泡沫状に分けられる。

症例　患者は 14 歳男子。右側下顎部が無痛性に膨隆し、かかりつけ歯科を受診。右側下顎智歯の位置異常を指摘され、加療目的に紹介で当科受診となった。初診時、口腔内、右側下顎部に無痛性の膨隆を認めた。

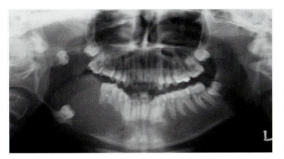

初診時パノラマエックス線写真

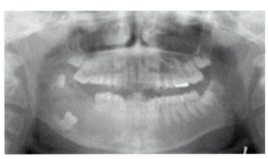

腫瘍摘出前（開窓後 5 カ月）

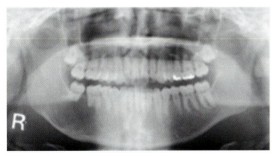

1 回目摘出後 3 年 6 カ月後

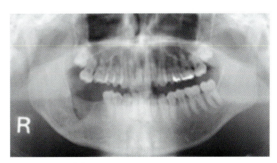

2 回目摘出後 1 年後

処置および経過　局所麻酔下に、開窓術を施行した。順調に腫瘍の縮小を認めたため、開窓術 5 カ月後に全身麻酔下で、腫瘍摘出術および右側下顎智歯抜歯術を施行した。腫瘍摘出後再発なく経過していたが、摘出術後 3 年 6 カ月後に、右側下顎第一・第二大臼歯部（7 6｜）根尖相当部に再発所見を認めた。全身麻酔下に、腫瘍摘出および 7 6｜ 抜歯術を施行した。また周囲骨削除も行った。以降再発なく経過した。

別症例

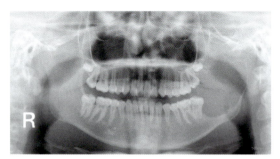

別症例1　パノラマエックス線写真（左側下顎枝部）

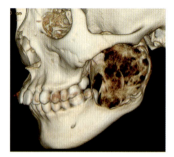

別症例1　CT写真

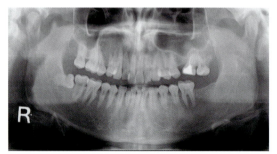

別症例2　パノラマエックス線写真（右側上顎小臼歯部）

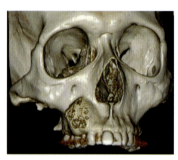

別症例2　CT写真

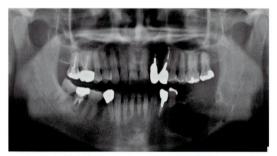

別症例3　パノラマエックス線写真（左側下顎骨体部）

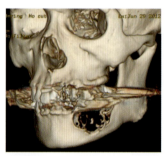

別症例3　CT写真

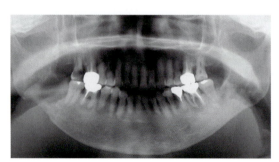

別症例4　パノラマエックス線写真（右側下顎智歯部）

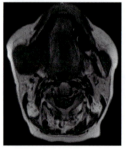

別症例4　MR写真（T1強調画像）

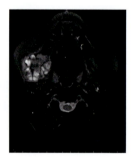

別症例4　MR写真（T2強調画像）

2-27 集合性歯牙腫

compound odontoma

歯の組織の過剰増殖により発生した腫瘍で、複雑性歯牙腫（complex odontoma）と集合性歯牙腫（compound odontoma）の2つに大別される。好発年齢は10歳代が多いとされているが、若年期に発症し成人期に発見されることも多い。集合性歯牙腫は埋伏歯を含む小型歯牙様硬組織の集合体として認められ、複雑性歯牙腫は未萌出歯の歯冠近くに塊状の石灰化物として認められる。

疾患のポイント

- エックス線写真で境界明瞭な透過像のなかに大小不同の類円形不透過像が塊状に密集した像を認める。
- 埋伏歯を伴うことが多く、歯牙腫は埋伏歯の歯冠部付近にあるため、若年者では埋伏歯を保存し、矯正装置により萌出誘導することが可能である。

症例 患者は8歳女児。近医歯科で右側下顎乳側切歯（B|）晩期残存と、B|と右側下顎乳犬歯（C|）の歯肉唇移行部の骨様膨隆を指摘され、デンタルエックス線を撮影したところ歯牙腫が疑われたため、精査依頼で紹介初診となった。

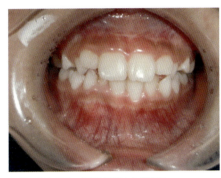

術前口腔内写真：B|晩期残存を認める。

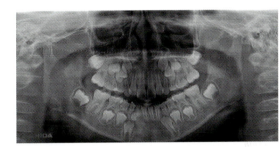

パノラマエックス線写真：B|歯根と 2|歯胚の間に複数の小石灰化物を認める。

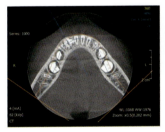
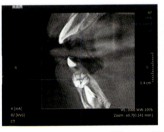
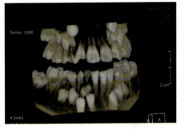

術前デンタルCT写真（axial view、MPR view、3D再構築view）：B|歯根と 2|歯胚の間に複数の硬組織塊を認め、形態は歯の構造に類似している。

処置および経過 全身麻酔下で右側下顎歯牙腫摘出術を施行した。被覆骨を削合し、大小合わせて12個の硬組織塊を摘出した。なお、硬組織塊は歯牙構造を呈しており、集合性歯牙腫と考えられた。

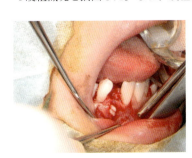
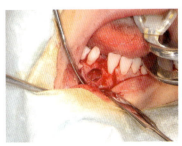
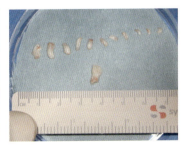

2-28 複雑性歯牙腫（含歯性囊胞同時存在例）
complex odontoma

歯牙腫は良性歯原性腫瘍のなかでも多く 38％を占めるとの報告がある。複雑性歯牙腫はエナメル質と象牙質、セメント質が不規則に混在する塊を形成したもので、集合性歯牙腫に比べて頻度は低い。

疾患のポイント

- 画像所見では、埋伏歯または歯牙腫を伴う囊胞型エックス線透過像のなかに石灰化像を伴っているかどうかで、石灰化囊胞性歯原性腫瘍と鑑別する。

症例 患者は15歳男子。右側上顎乳犬歯（C|）に咬合痛を認め、初診となった。

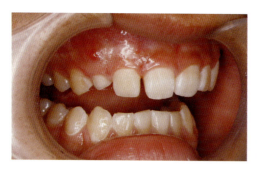

口腔内写真：C| 晩期残存、
打診痛（＋） 頬側 fistel（＋） 圧痛（＋）
根尖側、口蓋にやや膨隆あり。

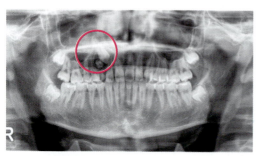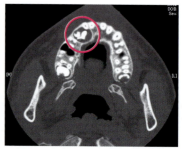

術前のパノラマエックス線とCT写真
境界明瞭な透過像のなかに右側上顎犬歯（3|）の埋伏と歯牙腫様の硬組織を認める。

処置および経過 含歯性囊胞を伴った歯牙腫との臨床診断で、全身麻酔下、右側上腫瘍摘出術施行。埋伏している 3| については、自然萌出を待ち、萌出しなければ牽引する方針とした。

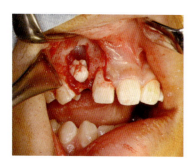

術中写真

2-29 セメント質腫

cementoma

歯根周囲に存在するセメント質が増生する病変に対して慣用的に用いられている病名である。そのほとんどは反応性のセメント質の増生であり、真の腫瘍とみなされるセメント芽細胞腫（cementblastoma）はまれで、区別する必要がある。歯原性腫瘍、嚢胞の 2017 年の WHO 分類では、良性間葉性歯原性腫瘍のなかに、セメント芽細胞腫とセメント質骨形成線維腫が含まれているが、セメント質腫は含まれていない。

疾患のポイント

- 下顎臼歯部に多く、無症状で緩慢に増大し、顎骨を膨隆させるものもある。通常は、無処置で経過観察を行ってよい。
- セメント質から増生するため、歯根とは連続性を保つが、周囲の骨とは薄い軟組織で分類されていることが多い。

症例 患者は 36 歳女性。かかりつけ歯科で、右側臼歯部に不透過像を指摘され、精査を勧められたため、かかりつけ歯科より紹介で当科受診となった。右側下顎第二小臼歯（5｜）根尖に連続性のある不透過像を認めた。

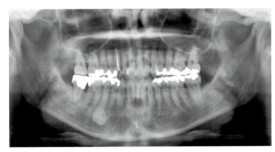

パノラマエックス線写真
5｜根尖に連続性のある不透過像を認める。

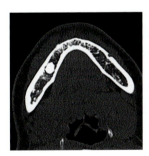
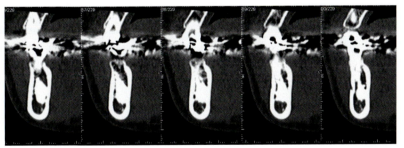

CT 写真

処置および経過 顎骨内の病変に対して、CT 精査を希望されたため、CT 撮影を行った。セメント質腫と思われる不透過像を認めたが、患者の自覚症状ないため終診となった。

2-30 骨形成性線維腫 2-24 参照

ossifying fibroma

2005年のWHO分類において、線維骨病変（Fibro-osseous lesions）は骨形成性線維腫（Ossifying fibroma：OF）・線維性異形成症（Fibrous dysplasia：FD）・骨性異形成症（Osseous dysplasia）に分類された。臨床症状は85％で無痛性の腫脹を認め、画像所見は50％がエックス線透過像と不透過像の混在、25％がすりガラス様不透過像25％、10％が単房性透過像を呈する[1]。

参考文献 1) Phattarataratip E, et al.：A Clinicopathologic Analysis of 207 Cases of Benign Fibro-Osseous Lesions of the Jaws. Int J Surg Pathol. 2014;22(4):326-33.

疾患のポイント

- OFは病理組織学的にFDとの鑑別が困難なことがある。
- FDは成長期を過ぎれば増大しない。一方OFは増殖能を有し、感染・抜歯などの刺激が増殖因子となりえる可能性、また術後再発の可能性について留意すべきである。

症例 患者は25歳男性。CTおよびパノラマエックス線写真で右側下顎大臼歯相当部に透過像を認めた。

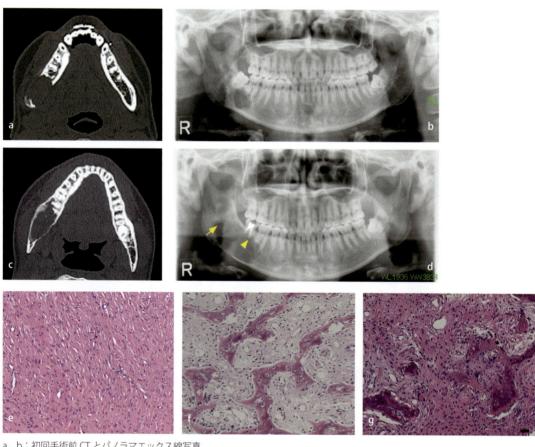

a、b：初回手術前CTとパノラマエックス線写真
c、d：初回手術2年後のCTとパノラマエックス線写真。初回手術前より透過像が下顎枝方向に拡大し（矢印）、右側下顎第一大臼歯に歯根吸収を認める（矢頭）

H-E染色
e：紡錘形細胞からなる線維組織
f：不規則な配列の骨梁
g：骨芽細胞の縁取りは顕著でない（Bar, 50μm）

処置および経過 歯原性腫瘍の疑いの下、全身麻酔下に摘出生検術を施行した。病理診断はFDであった。その後経過観察継続中の術後2年時点のCTで右側下顎大臼歯相当部から下顎枝に及ぶ骨透過像の増大を認め、全身麻酔下に再手術を施行。病理診断はFibro-Osseous Lesionsであったが臨床的にはOFが強く疑われた。

2-31 神経鞘腫（下顎骨中心性） 6-21 参照

schwannoma

神経鞘腫は外胚葉性のシュワン細胞に由来する良性腫瘍で、顎口腔領域では舌、口蓋、口底に発生するとされている。一般には、脊髄神経、聴神経、皮膚の末梢神経に好発し、年齢では30～60歳代、性別では女性にやや多い。発育は緩慢で無症候性に経過する限局性で類円形の比較的硬い腫瘤とされている。

疾患のポイント

- 下顎骨中心性神経鞘腫の多くは下歯槽神経本幹に由来する。
- 組織学的に腫瘍細胞は、束状または渦巻き状に並び、核が一列に並んで周期的に柵状、観兵式状に配列するAntoni A type、細胞の配列が乱れ線維束が網状を示すAntoni B type、および混合型に分類される。
- 腫瘍は被膜を有するため切除摘出術が選択され予後は良好とされる。

症例 患者は62歳女性。義歯作成目的に近医歯科受診し、エックス線写真にて右側下顎骨透過像を指摘され精査目的に受診。初診時、右側下顎骨体部に軽度骨膨隆を認めたが、自覚症状はなく、右側オトガイ部の神経症状も認めなかった。

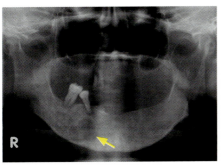

パノラマエックス線写真
右側下顎骨体部、オトガイ孔付近を中心とした拇指頭大・類円形の境界明瞭な透過像を認める。透過像の上端は右側下顎第一小臼歯根尖周囲透過像と近接しているものの連続性はない。

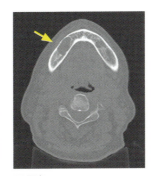

CT写真
内部性状均一なlow density areaを認める。

処置および経過 全身麻酔下に下顎骨腫瘍切除術を施行した。腫瘍は骨面から容易に剥離可能であったが、下歯槽神経との癒着を認めた。腫瘍塊は数個からなり灰白色、脆弱な肉芽様を呈していた。病理組織学的所見では、紡錘形細胞が束状に密に配列し、免疫組織学的にS100蛋白に強陽性を示した。これらより神経鞘腫Antoni A typeの病理診断となった。

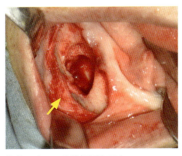

術中写真　下歯槽神経を示す。

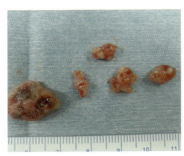

摘出標本写真

2-32 腺腫様歯原性腫瘍

adenomatoid odontogenic tumor

かつてはエナメル上皮腫の亜型と考えられていた歯原性良性腫瘍で、腺エナメル上皮腫とも呼ばれる。若年者に発症するのが特徴で、10歳代が約60％、20歳代が約20％とされている。約60〜75％の症例に埋伏歯を伴う。エックス線所見として、境界明瞭な円形ないし類円形の単胞性エックス線透過像の内部に石灰化物が散在することもある。

疾患のポイント

- 含歯性嚢胞との鑑別が重要。歯冠を含む透過像がみられるのが含歯性嚢胞であり、腺腫様歯原性腫瘍の場合は歯冠と歯根を含む透過像がみられるのが特徴である。
- 周囲を厚い線維性被膜に囲まれているため、摘出は容易で、再発はほとんどない。

症例 患者は9歳女児。かかりつけ歯科でパノラマエックス線撮影時に右側下顎未萌出の永久歯の周囲に透過像を認めたため、当科紹介初診となった。

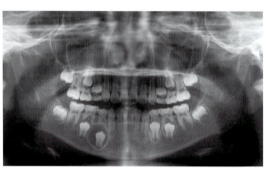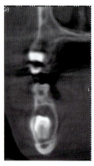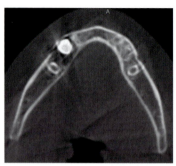

パノラマエックス線およびデンタルCT写真：右側下顎第一小臼歯（4｜）埋伏歯周囲に境界明瞭な透過像を認める。透過像の頬側とオトガイ孔は接している。

処置および経過 右側下顎第一乳臼歯抜歯および開窓で、4｜萌出を期待する方針とした。病理結果は腺腫様歯原性腫瘍であった。

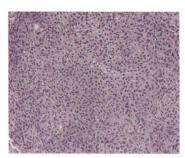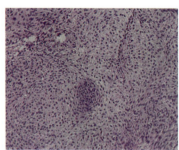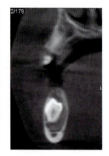

病理組織写真
好酸性の滴状物

腫瘍細胞の塊状、腺管状増殖

術後3カ月のデンタルCT写真：4｜周囲に骨化を認め、透過像は縮小傾向である。

2-33 原発性骨内癌（顎骨中心性癌）
primary intraosseous carcinoma

歯原性ならびに顎顔面骨腫瘍の WHO 分類（2017 年）では、病理学的に扁平上皮癌がほとんどであるが、その組織発生は関連性がなく、他に分類されないものと定義されている。口腔粘膜由来の扁平上皮癌との鑑別が困難であり、エックス線所見により臨床的に診断することが多い。

疾患のポイント

- 口腔粘膜は正常である場合が多く、エックス線所見から囊胞や抜歯後治癒不全、臨床的所見から顎関節症や三叉神経痛などと鑑別するが、困難な場合が多い。
- 骨吸収像は、口腔粘膜由来の扁平上皮癌では平皿・船底型であるのに対し、広範な顎骨内吸収で穿下型を示す場合が多い。

症例 患者は 66 歳、男性。近歯科医院で、顎関節症の診断の下、加療が行われていた。しかし、疼痛が増大したため近病院歯科を紹介受診となり、左側下顎骨に骨吸収像を指摘された。同部より生検施行され扁平上皮癌の病理診断となり、当科紹介初診。

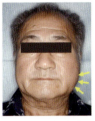 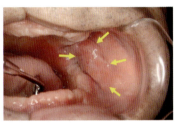 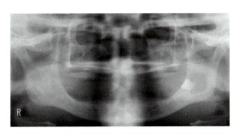

顔貌写真：左側頬部に腫脹および左咬筋に圧痛があり、開口障害を認める。左側オトガイ部に知覚鈍麻を認める。
口腔内写真：左側頬粘膜に表面粘膜平滑な硬結を触知する。

パノラマエックス線写真：左側下顎骨体から下顎枝にかけて智歯を含む比較的境界明瞭な骨吸収像を認める。

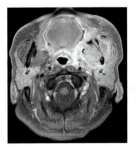 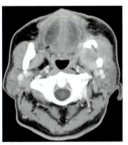 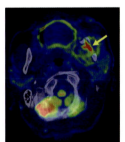

MR 写真　　CT 写真　　PET 写真

MR 写真、CT 写真、PET 写真：左側下顎骨体から下顎枝にかけて骨破壊像を認め、それを中心に造影または集積効果の高い腫瘤を認める。また、左側顎下部に転移を疑うリンパ節を認める。

処置および経過 全身麻酔下で気管切開、左下顎骨半側切除術、左上顎骨部分切除術、左根治的頸部郭清術変法、右腹直筋皮弁による即時再建術を施行した。病理学的には、大小の胞巣状に増殖した異型細胞および癌真珠を多数認め、高分化型扁平上皮癌であった。その他、一部囊胞上皮が確認された。

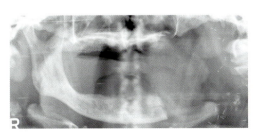 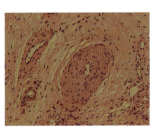

術後パノラマエックス線写真　　病理組織写真

2-34　エナメル上皮癌
ameloblastic carcinoma

歯原性上皮由来で顎骨中心性の癌腫であり、原発型と二次型に、二次型はさらに骨内性と周辺性に分類される。原発型と二次型では二次型のほうが多い。部位は下顎骨に多く、男性に多い。治療は主に顎骨切除などの外科治療が行われる。

疾患のポイント

- エナメル上皮癌はまれな疾患であるが、再発や遠隔転移の可能性が高く、予後は不良である。
- 遠隔転移は肺が最も多く、頸部リンパ節に転移することなく全身転移をみる。
- 治療は顎骨切除などの外科療法が通常行われ、放射線・化学療法についての有効性は不明である。

症例 患者は48歳女性。21年、16年、13年前に他病院にてエナメル上皮腫の手術を行った。11年前に近医歯科にて再発を指摘され、当科紹介初診となった。手術を行ったが、その後7年前、5年前に再発を認めたため再手術を行った。その後当科にて経過観察を行っていたが自己中断していた。最近になって近医歯科受診時に右側下顎骨の透過像を指摘され、精査加療目的で当科紹介再初診となった。

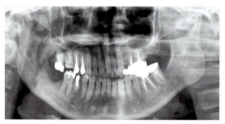

5年前のパノラマエックス線写真

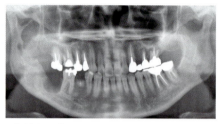

再初診時のパノラマエックス線写真：5年前と比較して右側下顎大臼歯部〜関節突起にかけて骨吸収の増大を認める。

口腔外所見：右頰部腫脹あり。
口腔内所見：オトガイ神経麻痺なし。その他異常所見なし。

処置および経過 全身麻酔下にて、右側下顎骨半側切除術、腓骨皮弁による即時再建術を施行した。下顎の偏位に対しては顎間ゴムを用いて防止した。開口訓練を行い、開口量を確保した。その後、再発および遠隔転移は認めていない。

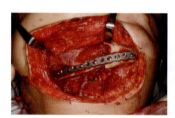

術中写真

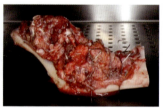

切除した下顎骨と腫瘍

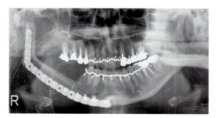

術後パノラマエックス線写真

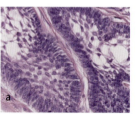

a

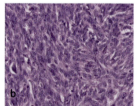

b

病理組織写真：エナメル器を模倣した腫瘍胞巣の増殖がみられる（写真a）。大部分はよく分化した成分だが、一部では腫瘍細胞が紡錘形を呈し充実性に増殖する像もみられる（写真b）。

2-35 腺様嚢胞癌（顎骨） 4-29、5-31 参照

adenoid cystic carcinoma

分泌腺から発生する悪性腫瘍である。比較的まれだが、頭頸部領域に発生することが多い。40～50歳代に好発し、女性にやや多い。腫瘍の増大速度は比較的遅く、周囲組織への浸潤傾向が強い。治療法は手術が第一選択となる。

疾患のポイント

- 神経麻痺を初発症状とした本症例のように、神経周囲浸潤が強いことが特徴である。
- 腫瘍断端陽性や近接もしくは頸部リンパ節の節外浸潤を認める場合は放射線治療を追加することが推奨される。
- 遠隔転移、特に肺転移の頻度が比較的高い。

症例 患者は44歳の女性。左側下顎部に間歇的に疼痛が出現しかかりつけ歯科受診。歯には異常ないためそのまま経過観察となり半年に1回の経過観察となった。徐々に左側下唇からオトガイ部の知覚鈍麻を認めるようになったため、近病院歯科を経由し当科紹介初診となった。

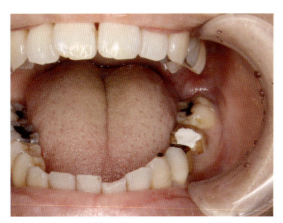

口腔内写真：左側下顎大臼歯から下顎枝前縁の歯肉は正常である。

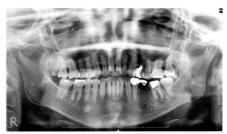

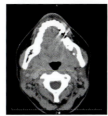 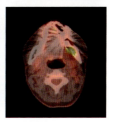

パノラマエックス線およびCT写真：顎骨内に広範な骨破壊像を認める。
PET写真：同部位にFDGの高度集積を認める。

処置および経過 下顎骨悪性腫瘍の診断で生検を施行したところ腺様嚢胞癌の診断を得た。全身麻酔下にて、下顎骨悪性腫瘍切除術、下顎骨半側切除、左側肩甲舌骨上郭清術、腓骨皮弁による即時再建術を施行した。

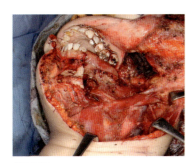

術中写真

2-36 転移性癌（顎骨） 3-07 参照

metastatic carcinoma

他臓器原発悪性腫瘍の顎口腔領域への転移は比較的まれで全口腔悪性腫瘍の約1%とされている。本疾患は口腔以外の他部位にも転移が存在することも多いため、一般的に予後不良と考えられている。口腔の病変への生検の適否や予後およびQOLを十分に考慮した治療法を選択する。

疾患のポイント

- 口腔への転移部位としては下顎骨臼歯部が多く、軟組織への転移は少ない。また、原発巣の症状出現より口腔内転移巣の症状出現の方が早いことも珍しくない。
- 口腔転移腫瘍の治療において根治性を望むことは難しく、病巣切除、化学療法、放射線療法などによる対症療法が治療の中心となる。

症例 患者は54歳女性。右側下顎部の疼痛自覚し、近医歯科受診したところ重度歯周炎の診断にて抜歯施行された。しかし、抜歯後に右オトガイ神経領域に知覚鈍麻が出現したため他病院歯科口腔外科を受診した。同病院で下顎骨骨髄炎の診断にて消炎療法施行したが、症状の改善がないため生検が行われた結果、粘液性腺癌の回答を得たため当科紹介初診となった。

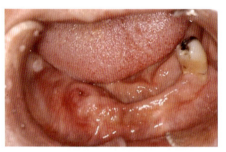

口腔内写真：右側下顎小臼歯部に歯肉の腫脹を認めるも、明らかな潰瘍は認めない。

処置および経過 他臓器からの口腔転移性腫瘍を疑い全身検索を行った。PET-CTの結果、下顎骨および卵巣、傍大動脈総腸骨動脈領域リンパ節に集積を認めた。卵巣癌下顎骨転移の診断にて婦人科と相談し、原発巣および転移巣の切除を行う方針とした。術後、下顎偏位は認めるものの、経口摂取可能であり経過良好である。

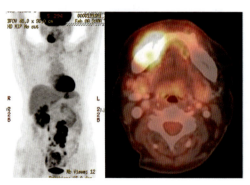

CT写真およびPET写真

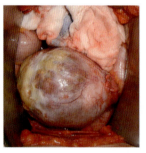

術中所見：卵巣および付属器腫瘍切除術

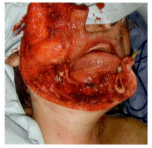

術中所見：右側下顎骨区域切除術および右側顎下部郭清術（再建なし）

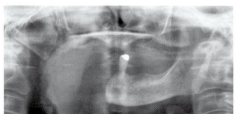
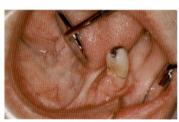

術後のパノラマエックス線写真および口腔内写真

2-37 軟骨肉腫

chondrosarcoma

軟骨肉腫は骨・軟骨原発のすべての悪性腫瘍中の約 7% 前後を占めているが、頭頸部領域に発生する頻度はきわめてまれとされている。また、頭頸部領域発生の軟骨肉腫のなかで下顎骨原発の頻度は、10～30% と報告されている。初発症状は、無痛性腫脹を主訴とすることが多い。

疾患のポイント

- 悪性度の基準は、核の大きさ、細胞密度および分裂像を基準にして、組織学的に 3 型 (Grade Ⅰ〈低悪性〉〜Ⅲ〈高悪性〉) に分類されている。
- 治療法は、放射線感受性が低く化学療法についてもほとんど効果を示さないため、外科的療法が第一選択と考えられている。

症例 患者は 65 歳女性。数カ月前より右側下顎側切歯 (│2) の動揺や違和感が増大したため、他病院歯科口腔外科を受診。│2 の抜歯、生検を施行したところ、軟骨肉腫の疑いと診断されたため、紹介で当科受診となった。初診時、同部に表面平滑な骨様硬の軽度膨隆を認めたが、明らかなリンパ節転移はなかった。CT では、同部に辺縁やや不明瞭な骨破壊像があり、一部不透過像が確認できた。

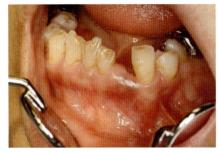

術前口腔内写真

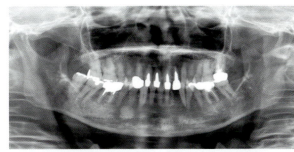

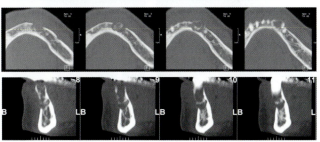

パノラマエックス線および CT 写真：顎骨内に広範な骨破壊像を認める。

処置および経過 全身麻酔下に、下顎歯肉腫瘍切除術、下顎骨辺縁切除術を施行した。組織学的には、核腫大を伴う異型な軟骨が密在する像が認められ、また、分葉構造が軽度に認められたが、骨や類骨の形成は認められなかった。軟骨肉腫 (Grade Ⅰ) の診断であった。

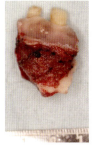

術後切除物

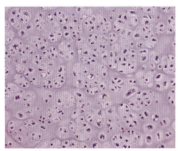

術後病理組織写真 (×400)

2-38　Ewing 肉腫

Ewing's sarcoma

Ewing 肉腫は 1921 年 Ewing が報告した骨原発性悪性腫瘍である。発生頻度は全悪性骨腫瘍の 4～6% で、四肢長管骨に好発し、顎口腔領域に発生することはまれとされている。約 60% が 15 歳以下の若年者である。

疾患のポイント

- 手術後に放射線療法を加えることで局所再発率が低下するとされているが、二次癌の発生にも注意が必要である。
- 放射線や化学療法にきわめて感受性が高いが、速やかに肺や他の骨に転移しやすく予後不良である。

症例　患者は 12 歳男児。左側下顎角部に無痛性骨様硬の硬結を認めた。口腔内も、左側下顎第二乳臼歯・第一大臼歯から臼後結節にかけて骨様硬の腫脹を認めた。

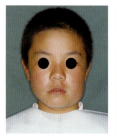

顔貌写真

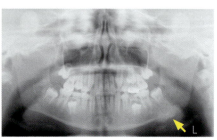

エックス線写真：パノラマエックス線および前頭・後頭位撮影において、左側下顎臼歯部より下顎角部にかけて辺縁不正な骨梁形成を伴うエックス線不透過像を認め、骨膜反応がみられる。

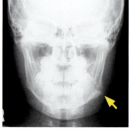

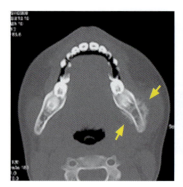

CT 写真：下顎周囲に骨梁形成を伴う骨反応像を認める。

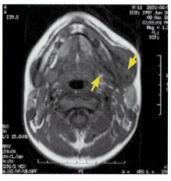

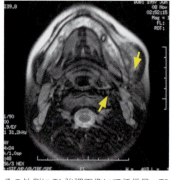

MR 写真：下顎周囲に低信号領域を認め、その外側に T1 強調画像にて低信号、T2 強調画像にて高信号領域を認める。

処置および経過　生検にて Ewing 肉腫との診断を得て、化学療法を行った。その後、全身麻酔下にて、左側下顎半側切除、腹直筋皮弁による即時再建術を施行した。さらに術後に、化学療法と放射線療法を追加した。

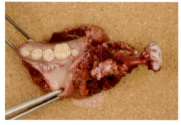

切除標本

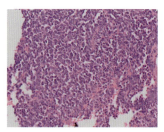

病理組織写真
小型類円形の異型細胞が、線維化を伴い増殖していた。H-E 染色×100

Chapter3 顎関節

先天・発育異常	3-01	筋突起過長症
	3-02	進行性下顎頭吸収
損傷	3-03	下顎骨関節突起骨折（上頸部）
	3-04	下顎骨関節突起骨折（基底部）
	3-05	習慣性顎関節脱臼
良性腫瘍および類似疾患	3-06	滑膜性軟骨腫症
悪性腫瘍	3-07	転移性癌（顎関節）
その他	3-08	顎関節症
	3-09	変形性顎関節症
	3-10	混合性結合組織病（開口障害および顎関節症）
	3-11	咀嚼筋膜・腱膜過形成症

3-01 筋突起過長症

hyperplasia of coronoid process

筋突起過形成は、過度に形成された筋突起が頬骨弓と干渉することにより開口障害を呈する疾患であり、側頭筋過活性、外傷、発育異常、遺伝などが原因として考えられている。本疾患は無痛性の開口障害が緩徐に進行することが特徴的であり、顎関節症と誤診されたり、放置されることが少なくない。外科的に過形成した筋突起を切除するのが有効な治療法とされている。

疾患のポイント

- 筋突起切除術を施行すれば予後は良好であるが、術後の長期的な観察では血腫の線維化と筋突起の再形成をきたすことが多いとの報告がある。
- 術後療法として開口訓練が重要であり、術後早期から開始し、一定期間にわたり毎日開口訓練を行ったほうが術後開口域の改善を認めるとされている。

症例 患者は 51 歳女性。開口障害を主訴に受診した。開口量：22mm で、咬筋、側頭筋部の圧痛などの症状はなかった。CT 画像では、両側咬筋の肥大、筋膜、筋腱の過形成を認めた。

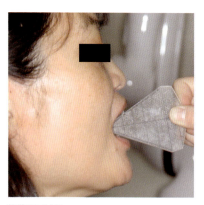

術前開口状態

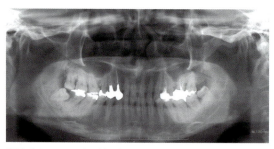

術前パノラマエックス線写真

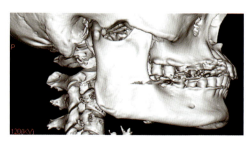

術前 3D 写真：筋突起過形成を認める。

処置および経過 両側筋突起切除術を施行し、開口量は 45mm となった。術後 3 日目より手指による開口訓練開始した。術後 12 日目に退院となったが、退院時の開口量は 30mm であった。

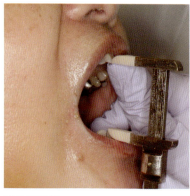

術後開口状態

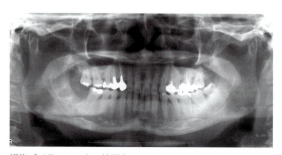

術後パノラマエックス線写真

3-02　進行性下顎頭吸収
progressive condylar resorption：PCR

進行性の下顎頭の形態吸収変化とそれに伴う顕著な同部の体積の減少と定義され、下顎枝高径の短縮・下顎後退などにより、前歯部開咬などを呈する病態であり、特発性下顎頭吸収（idiopathic condylar resorption：ICR）ともいわれる。性差は男：女＝1：10であり、10代、20代の若年例と、50代以降のおおむね二相性の分布を示している。

疾患のポイント

- PCRの原因は不明とされており、年齢や基礎疾患などの状態によるという説と、下顎頭にかかる異常な圧迫、牽引力などによるという説が有力である。
- 標準的な治療方法はいまだ確立されていないが、咬合位の安定化が重要とされている。

症例　患者は40歳女性。左側顎関節の疼痛を自覚し、顎関節症の診断にて他病院歯科口腔外科でマウスピースを作製され、夜間装着を開始した。一旦症状は軽減したものの、約2年後に再び咬合時の左側顎関節痛、起床時の頭痛を自覚するようになり、当科へ紹介された。左側咬筋と左側側頭筋に圧痛を認めた。最大開口量は38mmで開口時に両側顎関節にクリック音を認めた。

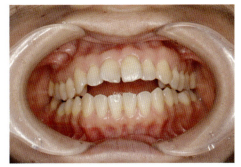

口腔内写真：前歯部は開咬を呈し、両側とも臼歯部のみで咬合している。

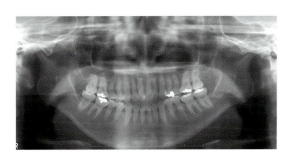

パノラマエックス線写真：両側下顎頭変形を認める。

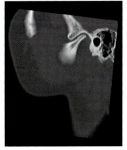 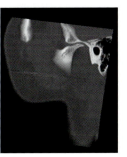

右側　　　　　　左側

CT写真：両側下顎頭の吸収が確認され、関節腔は狭窄している。

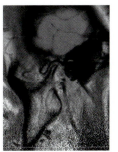 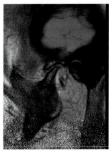

右側　　　　　　左側

MR写真：両側の関節円板は不明瞭

処置および経過　膠原病リウマチ内科に対診し、RAは否定的との回答を得た。また、骨シンチグラフィーを撮影したが、下顎頭への集積はみられず、下顎頭の骨吸収進行は停止していると考えられた。マウスピースの夜間装着と日中は食事時以外は咬み込まないよう指導し、経過観察中である。

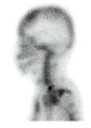 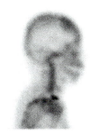

骨シンチグラフィー（左：右）

3-03　下顎骨関節突起骨折（上頸部）
condylar fracture of the mandible

顎骨骨折には、上顎骨骨折、下顎骨骨折、頬骨・頬骨弓骨折がある。そのなかで、下顎骨骨折が最も多く、特に関節突起は好発部位の1つである。関節突起骨折の治療法に関しては、保存療法と観血的治療法があり、一般的に基底部骨折では観血的治療法が、頸部骨折では保存療法が行われることが多い。

疾患のポイント

- 保存療法と観血的治療法との間に機能予後の大きな差はないとの意見も多い。
- 小児や成長期では、顎関節部の骨成長とリモデリングから保存的治療が考慮される。

症例　患者は17歳男子。自転車運転中に転倒し下顎正中部を打撲し受診。開咬および右側下顎偏位があり、左側顎関節に自発痛および腫脹を認めた。

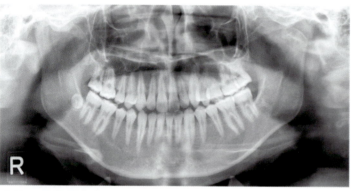

パノラマエックス線写真

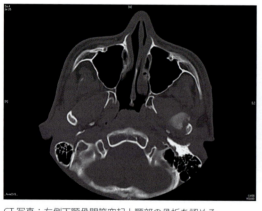
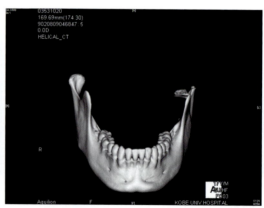

CT写真：左側下顎骨関節突起上頸部の骨折を認める。

処置および経過　上頸部骨折のため保存療法（非観血的整復固定術）を選択し、ゴム牽引の後、顎間固定を行った。13日目に固定除去した後は、開口訓練を行い、受傷より3カ月後、患側下顎頭の可動性は健側に比較しやや不良であるが、日常生活に問題はなかった。

3-04　下顎骨関節突起骨折（基底部）
condylar fracture of the mandible

下顎骨骨折は大部分が外傷性骨折であり、骨の変位が起こりやすい。骨体部・下顎角部は直達骨折の場合が多く、関節突起部は介達骨折を起こしやすい。治療法としては、保存療法と観血的治療法がある。また関節突起基底部骨折では、口腔内から内視鏡を用いた手術も行われている。

疾患のポイント

- 観血的治療を行うと、保存治療に比べて顎口腔機能回復にかかる治療期間の短縮が可能となる。
- 関節突起骨折の観血的治療に際しては、周囲の神経や血管に留意し術式を選択する必要がある。

症例 患者は29歳男性。飲酒後転倒し受診した。開口量は2.5横指程度で咬合偏位を認めた。

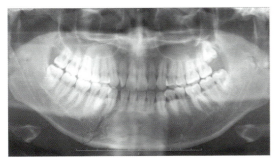

パノラマエックス線写真：右側下顎骨体部、左側下顎関節突起基底部に骨折線を認める。

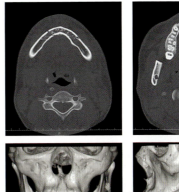
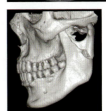
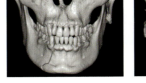

CT写真：左側関節突起は患側に偏位している。

処置および経過 三内式シーネ装着後、全身麻酔下にて、下顎骨骨折観血的整復固定術を施行した。骨体部は2枚の吸収性プレートで、関節突起基底部は内視鏡下で1枚の吸収性プレートで固定した。術後5日目に顎間固定解除し、開口訓練を開始した。

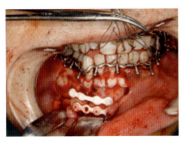
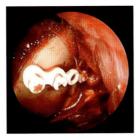
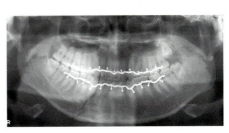

骨体部プレート固定　　内視鏡下で関節突起基底部プレート固定　　術後パノラマエックス線写真

3-05　習慣性顎関節脱臼
habitual dislocation of mandibular condyle

通常考えられる顎運動の範囲を超えて大きく開口して下顎頭が前方に固定され、閉口できなくなった状態を顎関節脱臼という。このなかで、日常の軽微な外力で脱臼を繰り返す場合を習慣性脱臼という。保存療法がまず行われるが、それらの治療に抵抗を示す場合には観血的療法が適応となる。

疾患のポイント

- 習慣性脱臼では、脱臼の原因となるような全身疾患、特に脳血管障害を有する場合が多い。
- 高齢者に多数認められるため平均年齢が高く、要介護者である場合が多い。
- 咬合の安定化が効果的なこともある。

症例　患者は94歳女性。以前より頻回に左側顎関節の脱臼を起こすため受診した。

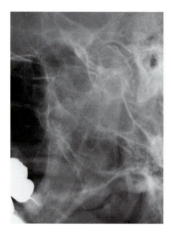

エックス線写真：下顎頭の骨変形・萎縮・関節結節の平坦化を認める。

処置および経過　バンテージ装着で経過をみていたが、脱臼を繰り返すため、局所麻酔下で口腔粘膜縫縮術を施行した。

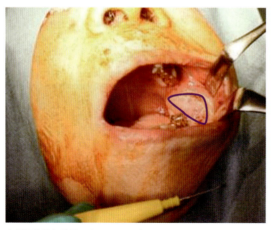

左側頰粘膜切除範囲をマーキング

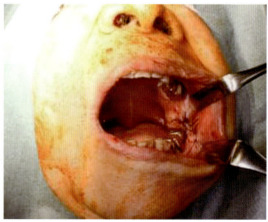

縫縮

3-06 滑膜性軟骨腫症
synovial chondromatosis

滑膜の軟骨化生性疾患で、関節腔内に軟骨性結節を形成し脱落すると関節内遊離体を生じる良性の疾患である。肘・膝・股関節などの長管骨端に好発し、顎関節に発生することは比較的まれである。臨床症状は顎関節痛・開口障害・関節音・徐々に進行する耳前部腫脹などである。原因は不明とされているが、外傷や咬合不全による持続的刺激が誘因と考えられている。滑膜内の軟骨化生・遊離体形成の有無により病期を3期に分ける Milgram 分類がある。

疾患のポイント

- 本疾患は良性疾患であり、灼熱感などの症状が顕著な場合に外科的介入を考慮する。
- 滑膜内の軟骨化生がなく遊離体のみを認める Milgram 病期分類第3期および滑膜内の軟骨化生と遊離体双方を認める第2期においても滑膜切除は必須でないとされている。
- 滑膜内の軟骨化生のみを認め遊離体がまだ生じていない第1期では顎関節症との鑑別に留意する。

症例 患者は64歳女性。左側顎関節部の違和感を主訴に当科を紹介初診した。左側顎関節部の灼熱感を自覚し疼痛はなし。開口量40mm、開口時の下顎偏位なし。開閉口時、左側顎関節部に捻髪音を認めた。

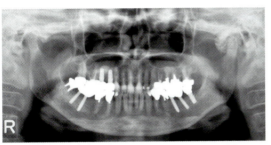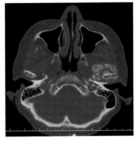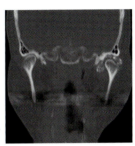

パノラマエックス線写真、CT写真：左側下顎頭周囲に多数の不透過性病変を認める。

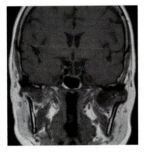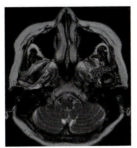

MR写真：T1強調画像では低信号（左）・T2強調画像で高信号（右）域内に石灰化を示唆する病変を認め、遊離体形成が疑われる。

処置および経過 左側顎関節滑膜性軟骨腫症との診断の下に、全身麻酔下で手術を施行した。関節包を切開するとやや粘稠な滑液と多数の遊離体が溢出した。関節腔内の遊離体と下顎頭内側の滑膜から完全に遊離する前の微小硬組織を可及的に摘出し、滑膜は保存した。術後、左側顎関節部の灼熱感は消退した。

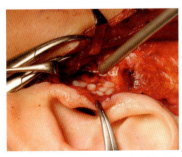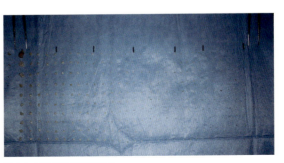

切開した関節包から溢出した滑液と多数の遊離体

溢出した計313個の遊離体

3-07 転移性癌(顎関節) 2-36 参照

metastatic carcinoma

口腔内への他臓器悪性腫瘍の転移発症頻度は全口腔悪性腫瘍の約1%とされており比較的まれである。口腔内で転移巣を生じやすい部位は顎骨、特に下顎骨であり、次いで軟組織とされている。口腔内転移症例の予後は、原発部位によって口腔転移までの期間や進行速度に差異はあるもののきわめて不良で、1年以内に70%が死亡するとも報告されている。

疾患のポイント

- 転移性悪性腫瘍の診断基準としては、(1) 臨床的および組織学的に原発巣が証明できること、(2) 組織学的に原発巣と転移巣が類似すること、(3) 転移巣部で過去に同部位由来の腫瘍が存在しないこと、(4) 隣接臓器の原発巣やさらに他の転移巣による直接的な浸潤がないこと、とされている。

症例 患者は70歳男性。右側顎関節部の疼痛を自覚するも約7カ月間放置していた。自発痛が増悪したため他病院歯科口腔外科を受診し、腫瘍性病変が疑われたため、当科へ精査加療依頼となった。開口障害はなかったが開口時に下顎骨の右方偏位を認め、右側顎関節部に疼痛を有していた。また、同時期に左側腰背部の疼痛を自覚し、かかりつけ内科から当院泌尿器科へ紹介され、腎盂腎癌の疑いの診断に至っていた。

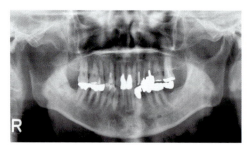

術前パノラマエックス線写真:右側下顎関節突起に辺縁境界不明瞭なび漫性のエックス線透過像(骨吸収像)を認める。

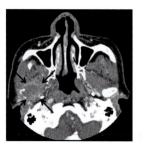 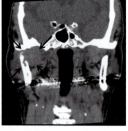

術前顔面造影CT写真:右側下顎関節突起内側に溶骨性変化を伴った腫瘤影を認める。

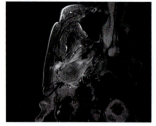 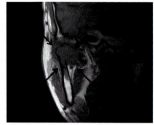

術前MR写真(左:T2強調(水平断)画像、右:T1強調(前額断)画像):右下顎関節突起部にT2強調画像で辺縁不明瞭な筋肉と同程度の信号強度を示し、T1強調画像で筋肉と同程度の信号強度を示す腫瘤を認める。

処置および経過 全身麻酔下で右側下顎関節突起部生検術を施行し扁平上皮癌(SCC)の病理組織学的診断を得た。一方、1カ月後に泌尿器科で腎尿管全摘出術と膀胱部分切除術が施行され、両組織検体を免疫染色(CK7、CK20、uroplakin III)し照合した結果、「広範囲に扁平上皮化生を伴う腎盂癌の下顎関節突起転移」の病理組織学的診断を得た。

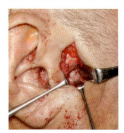 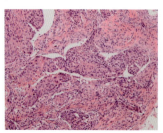 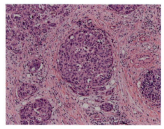

術中写真　　右側下顎骨生検標本　　腎尿管全摘出標本の病理組織写真(H-E)

3-08 顎関節症

temporomandibular joint disorder

顎関節症は、①顎関節や咀嚼筋などの疼痛、②関節（雑）音、③開口障害ないし顎運動異常の主要症候のうち、少なくとも1つ以上を有する包括的診断名。先天異常・外傷・炎症・腫瘍・顎関節強直症などの顎関節疾患および咀嚼筋疾患、自己免疫疾患・代謝性疾患などの全身疾患に起因する顎関節・咀嚼筋疾患との鑑別を要する。

疾患のポイント

- 顎関節症の治療法として一般的であるスプリント療法は、すべての顎関節症に有効ではなく、治療目的はあくまで咀嚼筋痛の軽減である。
- スタビライゼーションスプリントの装着により逆に起床時疼痛が増強する可能性や、3カ月を目安とし効果が認められない場合、他の療法に変更する旨をインフォームドコンセントで必ず説明する。

症例 患者は47歳女性。右側顎関節部の開口時痛と開口障害を主訴にかかりつけ歯科医院より当科を紹介初診した。初診時現症は、咀嚼筋痛なし・顎関節痛なし・自力開口量30mm・強制開口量40mmで、パノラマエックス線写真で下顎頭の変形は認めなかった。両側共に初診時関節雑音はなかったが、右側にクリックの既往があり、就寝時のブラキシズムがあった。

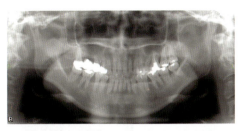

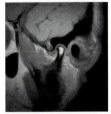 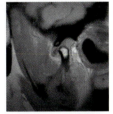 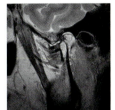

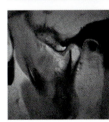 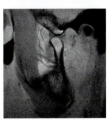

上図：パノラマエックス線写真。両側下顎頭に変形を認めない。
中図：右側顎関節MR写真。閉口時、変形が顕著な関節円板が前方転位しており（左）、開口時復位しない（中）。上関節腔にT2強調画像でjoint effusionを示唆する高信号域を認める（右）。
下図：左側顎関節MR写真。閉口時関節円板の軽度前方転位を認め（左）、開口時復位している（右）。

処置および経過 臨床診断：右側顎関節症、顎関節円板障害（非復位性）。消炎鎮痛薬が必要な程の疼痛ではなく、また前医で作成されたスプリント装着後も症状に改善がないとのことであったため外すよう指示し、下顎可動化訓練などの運動療法のみ施行した。初診後、約6カ月で開口時に右側偏位するが自力開口量は38mmに改善した。

3-09　変形性顎関節症
osteoarthrosis of TMJ

変形性顎関節症とは関節軟骨や下顎頭の変性に続いて骨破壊を起こす退行性変化であり、反応性骨増生が続発する。円板が転位したまま経過すると円板後部組織に直接力が加わり、穿孔・断裂などが生じて下顎頭と下顎窩の関節面がこすれあうようになり、エックス線写真にも骨の異常が現れる。

疾患のポイント

- 画像診断基準は、subchondral cyst、erosion（骨皮質の断裂）、generalized sclerosis（肥厚像）、osteophyte（骨辺縁部の局所的不透過性増加）のいずれか1つ以上であり、flattening（扁平化）と cortical sclerosis は退行性関節病変の決定的所見とはみなさない。
- 治療としては変形が著しくとも機能的に問題がなく、疼痛がなければ保存療法が行われる（本症例では強度の臨床症状を認めたため下顎頭切除術が行われた）。

症例　患者は69歳女性。左側顎関節部の疼痛、開口障害（開口量10mm）、左側臼歯部の咬合不全のため精査加療目的で初診となった。

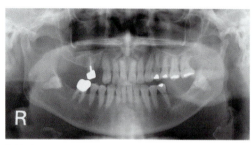

術前パノラマエックス線写真：左側顎関節の変形を認め、やや前方偏位している。

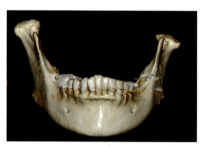

術前3D CT写真

処置および経過　全身麻酔下、左側下顎頭切除術を施行した。術後は開口量43mmまで改善し、疼痛などの症状も認めていない。

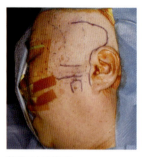

頬骨弓と下顎頭
切開線と頬骨弓・下顎頭の位置

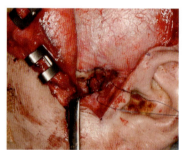

術中写真

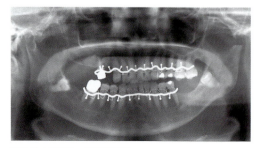

術後パノラマエックス線写真

3-10 混合性結合組織病（開口障害および顎関節症）
mixed connective tissue disease

混合性結合組織病（MCTD）とは、全身性エリテマトーデス（SLE）、強皮症（SSc）および多発性筋炎（PM）、皮膚筋炎（DM）の臨床所見が同一患者に同時あるいは経過とともに認められ、かつ血清中に抗 U1-RNP 抗体が検出される疾患であり、わが国では特定疾患治療研究事業の対象に指定されている。
全身的な関節痛や関節炎の発現頻度は約 90％であり、正常者に比べて顎関節症状の発現率は高いものの、関節リウマチ患者に比べると低いとされている。

疾患のポイント

- MCTD 患者の治療法はステロイドによる抗炎症療法と免疫抑制療法が中心となる。
- MCTD 患者に認められる顎関節症状に対しての具体的な治療法の報告はなく、長期的な経過観察が重要となる。

症例 患者は 30 歳女性。以前より両側顎関節痛および開口障害を自覚していたが放置していた。その後、開口障害が悪化し、混合性結合組織病（MCTD）で通院中の免疫内科より精査を勧められ紹介受診した。

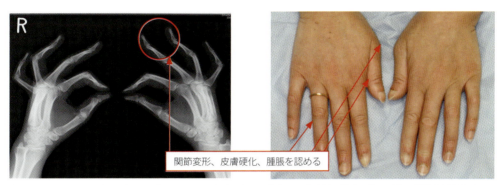

関節変形、皮膚硬化、腫脹を認める

全身所見：レイノー現象、脱毛、手指に限局した皮膚硬化、関節変形、多発性関節炎、指・手背の腫脹などを認める。

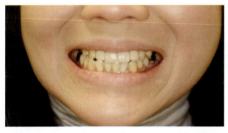
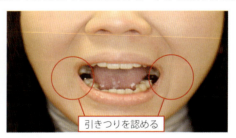

引きつりを認める

顔貌所見：顔面の皮膚および表情筋、咀嚼筋に著明な硬化を認める。

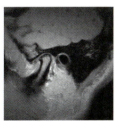
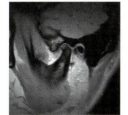
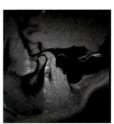
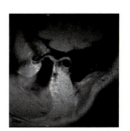

右側閉口時　　左側閉口時　　右側開口時　　左側開口時

MRI 所見：両側の復位しない関節円板前方転位を認め、両側下顎頭の骨皮質の断裂、左側の下顎頭の骨皮質の菲薄化、下顎頭から下顎頸部にかけての脂肪髄の消失を認める。

処置および経過 塩酸チザニジンの投与、開口訓練、および片側咀嚼やクレンチングなどの習癖改善指導で、疼痛はやや改善したが、開口障害に変化はみられなかった。その後、スプリント療法で疼痛は軽減した。開口量は 24mm で変化なかったが、開口保持時間の延長を認めた。

3-11 咀嚼筋腱・腱膜過形成症
masticatory muscle tendon-aponeurosis hyperplasia

咀嚼筋の腱および腱膜が過形成することにより筋の伸展を制限し、開口障害をきたす疾患で、緩徐に開口制限が進行するため、歯科治療時などに指摘されて初めて自覚することが多い。顔貌所見は、下顎角の過形成による square mandible を特徴とする。

疾患のポイント

- 本疾患は側頭筋の腱や咬筋の腱膜が過形成することによって筋の伸展障害が生じ、開口器を使用しても不能な硬性の開口障害を呈する。
- 治療は開口訓練などの保存療法が無効で、咬筋腱膜切除と筋突起切除術が効果的である。
- 術後の成績は開口訓練によって左右され、きちんと訓練を施行すれば長期的にも良好な開口域を維持できる。

症例 患者は26歳女性。小学校低学年より開口障害を自覚した。5年前にかかりつけ歯科より他大学病院を紹介受診したが、通院困難であったため放置していた。その後、転職に伴い通院可能となったため、当科受診。

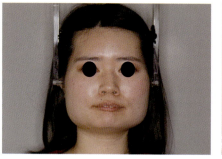
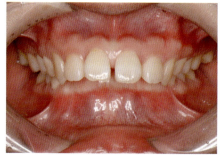

初診時顔貌所見、口腔内写真
開口量約30mm で、square mandible を認める。

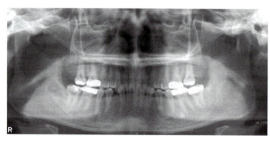

初診時パノラマエックス線写真

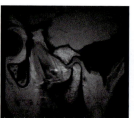
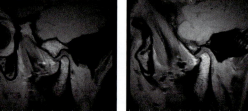

MR写真：咀嚼筋腱膜過形成を認める。

処置および経過 全身麻酔下、両側咬筋腱膜切除・筋突起切除術施行。術前開口量が30mmで、術中が34mm、術後は50mmであった。術後は、毎食後に自力で徒手開口訓練を30回するよう指示。

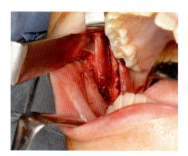
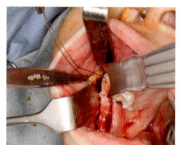
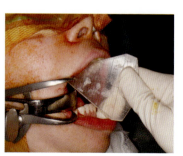

咬筋筋膜切除　　　　　　　筋突起切除　　　　　　　術後開口量

Chapter4　歯肉・口蓋

先天・発育異常	4-01	口蓋裂
炎症	4-02	辺縁性歯周炎（歯周病）
	4-03	歯槽膿瘍
	4-04	内歯瘻（外歯瘻併存例）
	4-05	口腔粘膜炎
粘膜疾患	4-06	白板症（歯肉）
	4-07	口腔扁平苔癬（歯肉）
	4-08	帯状疱疹（口蓋）
	4-09	類天疱瘡
	4-10	色素性母斑
	4-11	歯肉メラニン色素沈着
	4-12	外来性色素沈着
	4-13	移植片対宿主病
良性腫瘍および類似疾患	4-14	薬剤性歯肉増殖症
	4-15	義歯性線維腫
	4-16	エプーリス
	4-17	骨形成性エプーリス
	4-18	エプーリス（悪性疑い）
	4-19	外骨症
	4-20	口蓋隆起
	4-21	乳頭状過形成
	4-22	疣贅型黄色腫
	4-23	多形線腫（口蓋）
悪性腫瘍	4-24	下顎歯肉癌（扁平上皮癌）
	4-25	上顎歯肉癌（扁平上皮癌）
	4-26	上顎歯肉癌（扁平上皮癌と腺様嚢胞癌の混在例）
	4-27	乳頭状扁平上皮癌
	4-28	疣贅癌
	4-29	腺様嚢胞癌（口蓋）
	4-30	紡錘細胞癌
	4-31	嚢胞腺癌（口蓋）
	4-32	骨肉腫
	4-33	線維肉腫
	4-34	悪性黒色腫
	4-35	末梢性T細胞リンパ腫（悪性リンパ腫）
	4-36	放射線誘発癌
	4-37	急性骨髄性白血病の口腔内腫瘤
その他	4-38	壊死性唾液腺化生

4-01 口蓋裂
cleft palate

口蓋の前方部分と左右の口蓋突起の癒合が妨げられることにより口蓋裂が発生する。一次口蓋部の裂を顎裂、二次口蓋部の裂を口蓋裂という。口蓋裂では、口蓋垂から硬口蓋の切歯孔部まで裂があるものを完全口蓋裂といい、その途中までのものを不完全口蓋裂という。

疾患のポイント

- 口蓋裂の症状は、鼻咽腔閉鎖不全による言語障害、哺乳障害、顎発育障害など多く、治療も長期間を要する。
- 口蓋の最も催奇形物質に対する感受性の高い危険な時期（臨界期）は胎生 7〜9 週である。

症例 口蓋形成術は、通常、生後 1 歳 6 カ月、体重 10kg 以上になった頃に行われる。犬歯が萌出する 9 歳頃、顎裂部に骨欠損を認める場合は、二次的に骨移植が行われ、歯科矯正で一体化した歯列を誘導することが多い。

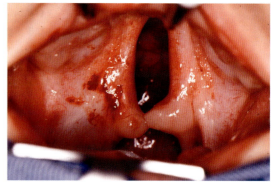

口蓋裂

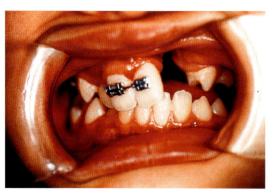

顎裂部に歯肉の陥凹を認める。

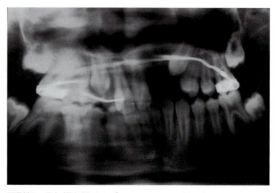

顎裂部の骨欠損を認めるパノラマエックス線写真

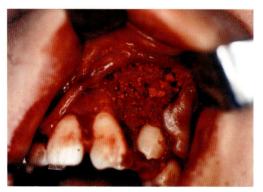

顎裂部骨移植の術中写真

4-02　辺縁性歯周炎（歯周病）
periodontal disease

炎症が歯肉に限局する歯肉炎と、歯周組織（歯肉、歯根膜、歯槽骨、セメント質）全体に炎症が及び組織破壊が進行する歯周炎に大別される。歯周病は、歯肉の発赤、腫脹、出血、排膿を認め、進行すると歯槽骨が吸収されて歯の動揺や脱落が生じる。

疾患のポイント

- 残存歯数増加もあり、高齢者の歯周病罹患患者は増加傾向にある。
- 歯周病と、糖尿病、循環器疾患、関節リウマチ、肥満などの全身疾患との関連が指摘されている。

症例 患者は 80 歳男性。循環器内科入院中で、大動脈弁置換術の適応があり、術後の感染性心内膜炎予防のため口腔内精査および口腔管理目的に当科初診。

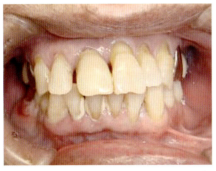

歯肉腫脹し、著明な歯石沈着を認める。

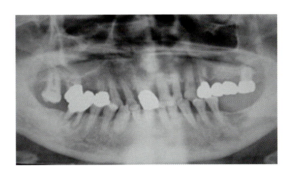

パノラマエックス線写真にて歯槽骨の破壊を認める。

処置および経過 心電図モニター下、術前に抗菌薬を投与して抜歯および歯石除去などを行った。

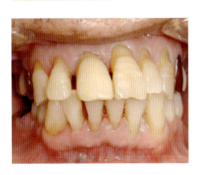

歯石除去後の口腔内

参考症例

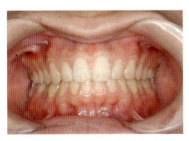

26 歳男性。正常歯肉および正常歯列

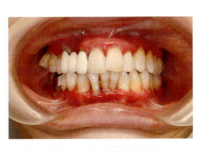

別症例。全体に歯肉発赤腫脹を認める。

4-03 歯槽膿瘍
alveolar abscess

おもに根尖性歯周炎に継発して、骨膜下・歯槽粘膜下に膿が貯留した状態。自発痛や歯槽粘膜の腫脹、発赤、圧痛を認める。

疾患のポイント

- 失活歯の根尖部周囲に発生する。
- 根管治療を基本とするが、再発を繰り返す際は、根尖病巣の摘出や抜歯が必要になる。

症例 患者は 34 歳男性。1 週間前より上顎前歯部の疼痛を自覚。疼痛増悪し、歯肉腫脹を訴え来院。

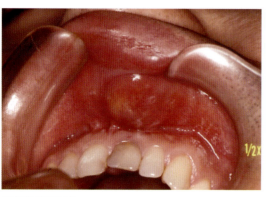

初診時口腔内写真

処置および経過 局所麻酔下にて膿瘍切開、洗浄、抗菌薬の投与を行った。消炎後、原因歯の根管治療を行い経過良好である。

別症例

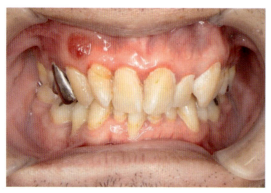

右側上顎側切歯部

4-04 内歯瘻（外歯瘻併存例）
internal dental fistula

歯瘻とは歯性化膿性病変と口腔粘膜または顔面皮膚との交通路を指す。病巣から開口部までを瘻管、開口部は瘻孔と呼ぶ。歯肉、口腔粘膜と交通したものを内歯瘻、皮膚と交通したものを外歯瘻と呼ぶ。内歯瘻は原因巣を除去すると、自然消滅することが多いが、外歯瘻では、原因巣の治療と同時に、瘻管・瘻孔の切除が必要である。

疾患のポイント

- 歯瘻の原因歯を診断するのは特に外歯瘻は離れた皮膚にあるため困難な場合もあるが、瘻孔からゾンデを挿入してエックス線検査を行うことで、特定が容易となる。
- 消炎後に歯性の感染症であれば、原因歯の処置（根管治療や抜歯など）を行う。

症例 患者は78歳女性。乳癌の多発転移に対して、デノスマブおよびランマーク併用の既往があった。抗がん剤開始後1年5カ月後、左側下顎に疼痛、腫脹が生じた。1年6カ月で腫脹が増大したため、かかりつけ歯科にて洗浄。瘻孔より排膿が生じたため入院し、点滴加療。歯科口腔外科へ転院となった。

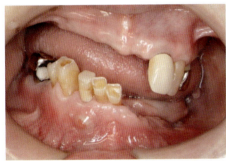
口腔内写真：右側下顎犬歯根尖相当部瘻孔を認め、圧迫で排膿あり。

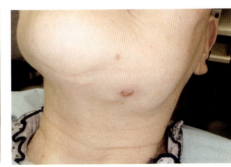
口腔外写真：左側顎下部に瘻孔、腫脹を認める。左側下顎臼歯部にも瘻孔を認める。

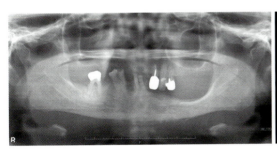
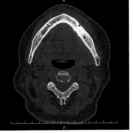

パノラマエックス線写真：左側下顎骨の歯槽骨辺縁に骨硬化像を認める。
CT写真：左側下顎骨に骨硬化像、骨膜反応を認める。

処置および経過 全身麻酔下、歯肉瘻孔掻爬術、左側顎下部皮膚瘻孔閉鎖術施行した。

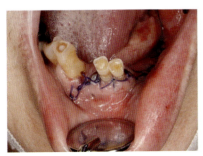
歯肉瘻孔掻爬後口腔内写真

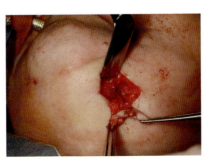
皮膚瘻孔と瘻管

4-05　口腔粘膜炎

oral mucositis

化学療法や放射線治療中に生じる有害事象であり、口腔粘膜の炎症をいう。軽度な場合は紅斑、重度になると潰瘍や偽膜を形成し、自然出血や壊死を伴う場合がある。疼痛を伴うと経口摂取に支障をきたす。頭頸部癌で口腔が照射域に含まれる放射線療法や、白血病などで使用する骨髄抑制が強い化学療法では高頻度で発症し重度な場合が多い。

疾患のポイント

- 口腔機能管理に努め、口腔内を清潔に保つことが重要である。
- 疼痛は、強度に応じてアセトアミノフェン製剤、NSAIDs、麻薬性鎮痛薬を使用しコントロールする。また、局所麻酔薬による含漱も疼痛に対し有効である。
- 対症療法が主体となる。基本的には可逆性で治療が終了すれば軽快する場合が多い。

症例　患者は 27 歳男性。急性骨髄性白血病に対する寛解導入療法施行中に、右側硬口蓋に紅斑を伴った潰瘍を認め受診した。

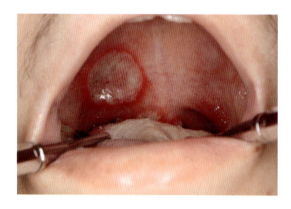

処置および経過　麻薬性鎮痛薬の内服と局所麻酔薬の含漱により疼痛コントロールが行われたが、軟飯への食事形態の変更を要した。骨髄抑制の回復に伴って潰瘍および紅斑は消失した。

別症例

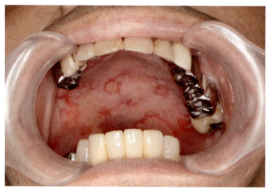

別症例 1

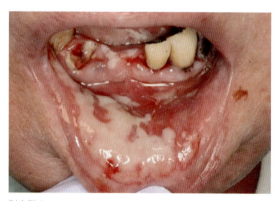

別症例 2

4-06 白板症（歯肉） 5-13、6-08 参照
leukoplakia

摩擦によって除去できない白斑で、ほかの診断可能な疾患に分類できないものである。40歳以上の男性に多い。5〜10％癌化するといわれており、前癌病変（潜在性悪性疾患）とされている。原因は、喫煙、過度なブラッシングによる擦過刺激、義歯による慢性的な機械的刺激などが考えられているが、不明なものも多い。病変の全切除が確実な治療である。

疾患のポイント

- 扁平苔癬、歯肉癌など鑑別すべき疾患は多いので、生検による診断が重要である。
- 歯肉の白板症は、組織学的に異型がないものが多いが、病変の悪性化の可能性も考えられるため長期の経過観察が必要である。

症例 患者は48歳女性。右側臼歯部歯肉に白斑を認め受診した。

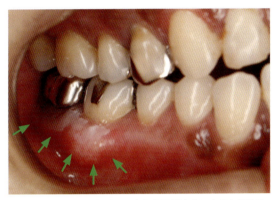

初診時口腔内写真：右側下顎大臼歯頬側歯肉に白斑を認める。
疼痛なし。

処置および経過 生検の結果 Acanthosis / keratosis（表皮肥厚／角化症）の診断で、CO_2 レーザー蒸散術を施行した。

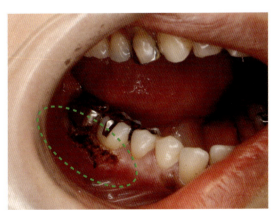

蒸散直後

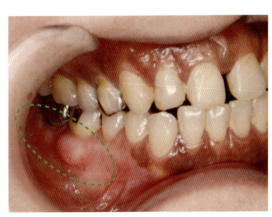

蒸散5カ月後

4-07 口腔扁平苔癬（歯肉） 5-15 参照

oral lichen planus：OLP

皮膚や口腔粘膜に生じる疾患。角化亢進がみられ、棘細胞層の肥厚を伴う炎症性の角化病変。頬粘膜に多く認められ、白い粘膜の角化がレース状に認められ、周囲に発赤を伴うのが特徴。歯肉にも認められる。原因は不明であり遺伝的要素・感染・薬物・歯科用金属アレルギー、粘膜への刺激、ストレスなどが考えられている。

疾患のポイント

- 歯肉の扁平苔癬は歯肉炎・歯周炎との鑑別が必要になる。
- 口腔内衛生状態が悪いと症状の増悪をきたすことがあるので、口腔清掃は重要である。
- 扁平苔癬は白板症・紅板症とともに潜在的悪性疾患とされている。

症例 患者は61歳男性。右側口蓋の接触痛で受診した。右側上顎臼歯部口蓋側辺縁歯肉に発赤、および口蓋に発赤を伴った白斑を認めた。

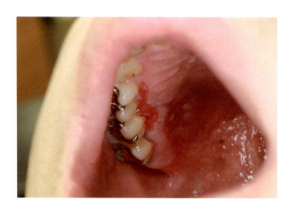

処置および経過 口蓋側歯肉の生検を行い、扁平苔癬に一致するとの診断を得て保存治療を行った。

別症例

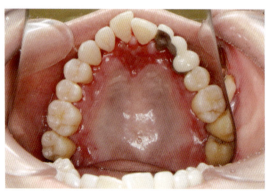

口蓋歯肉

4-08 帯状疱疹（口蓋） 8-07 参照

herpes zoster

水痘帯状疱疹ウイルス（VZV）は初発感染後に感覚神経節に潜伏感染する。顎顔面領域の帯状疱疹は水痘発症後に三叉神経節に潜伏感染した VZV が宿主の免疫が低下した際に再活性化され回帰発症したものである。水疱、皮疹治癒後に VZV による神経障害によって帯状疱疹後神経痛が約 25％程度発症するとされている。

疾患のポイント

- 片側性に神経支配領域に一致して小水疱を形成するが、それが小びらん、小潰瘍となり、アフタ性口内炎の症状を呈する。
- 通常 2 週間程度で治癒するが、神経痛および顔面神経痛は治療に抵抗性である。

症例 患者は 18 歳女子。軟口蓋の水疱および、その疼痛を主訴に来院した。

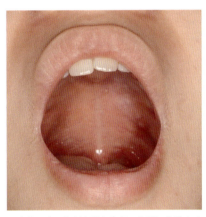

口腔内写真：左側上顎臼歯部口蓋側に多発水疱を認める。ぴりぴりとした疼痛や食事痛あり。右側に症状はない。

処置および経過 初診時、血液検査実施し、抗ウイルス薬（バルトレックス）処方。症状著変ないためゾビラックスへ切り替え。その後、症状軽快傾向で、内服薬（ゾビラックス）飲みきり終了。再度血液検査。

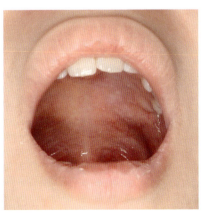

2 週後

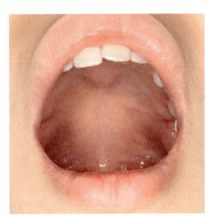

3 カ月後

4-09　類天疱瘡

pemphigoid

上皮基底膜の構成分子である BP180、BP230 などに対する IgG 抗体の産生により、表皮下に水疱を形成する自己免疫疾患。天疱瘡に類似するが、粘膜症状が主で、皮膚に水疱を形成することは比較的少ない。

疾患のポイント

- 類天疱瘡は表皮下に、天疱瘡は表皮内に水疱を形成する点で、病理組織学的な鑑別となる。
- 天疱瘡では自己抗体が反応する主な抗原は Dsg1 と Dsg3 であるが、類天疱瘡では BP180 と BP230 が知られている。

症例　患者は 72 歳男性。上肢、体幹、腋窩に小水疱が多発し皮膚科に緊急入院。口腔内精査依頼にて当科紹介初診となった。

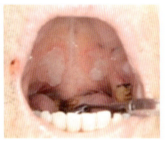
初診時口腔内写真 1

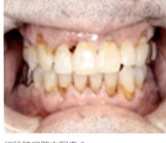
初診時口腔内写真 2

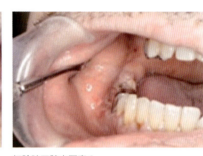
初診時口腔内写真 3

処置および経過　類天疱瘡の診断で、ステロイド薬による治療が行われた。

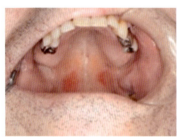
治療 2 カ月後口腔内写真 1

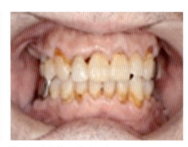
治療 2 カ月後口腔内写真 2

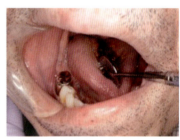
治療 2 カ月後口腔内写真 3

4-10 色素性母斑

pigmented nevus

メラニン産生能を有する母斑細胞の過誤腫的増殖からなる。通常皮膚にみられ、口腔粘膜はまれである。境界明瞭で、扁平あるいは半球形に隆起した黒褐色の腫瘤で、口腔内では口蓋、口唇、頬粘膜、歯肉などにみられる。母斑細胞の部位により、接合型母斑、複合型母斑、真皮内母斑に分類される。

小さな色素性母斑は悪性化することはまれだが、大きな色素性母斑はより高い確率で悪性化し悪性黒色腫になるといわれている。

疾患のポイント

- 口腔内の色素性母斑は悪性化の可能性があり、切除が適切である。

症例 患者は 32 歳女性。口蓋の黒色病変の精査で受診した。左側軟口蓋に直径 2mm 大で楕円形の表面平滑な黒色病変を認める。

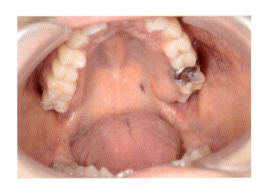

処置および経過 色素性母斑と診断のうえ、処置希望なく経過観察とした。

別症例

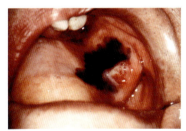

色素性母斑の別症例 1

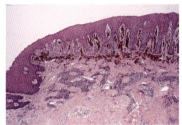

色素性母斑の別症例 1　病理検査にて接合型母斑と診断された。

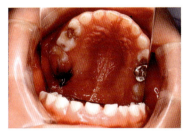

色素性母斑の別症例 2

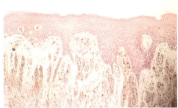

色素性母斑の別症例 2　病理検査にて真皮内母斑と診断された。

（参考）以下のような変化が生じた場合には悪性化の可能性があるので、注意が必要である。

悪性黒色腫の ABCDE 診断基準

① A：Asymmetry
形態が非対称である場合
② B：Border irregularity
正常部との境目が不鮮明
③ C：Color variegation
色調にムラがあり黒褐色以外の色をしている
④ D：Diameter enlargement
最大幅が 6mm を超える
⑤ E：Evolving lesion
サイズ、形態、高さや色調の進行性の変化

当てはまる数が多くなるほど、悪性の確率が高くなる。

4-11 歯肉メラニン色素沈着 5-17 参照

melanin pigmentation

メラニン形成細胞内で産生されたメラニンが基底細胞の細胞質内に沈着することにより生じる。前歯部付着歯肉に好発し、びまん性、帯状の淡褐色から黒褐色の色素沈着が起こる。日本人の発生頻度は約5%で、白人ではほとんどみられない。性差はないとされている。

疾患のポイント

- 喫煙者に起こりやすいとされ、禁煙指導も重要である。
- 審美性を気にしなければ、経過観察にとどめる。

症例 患者は33歳女性。歯肉の着色を主訴に受診した。

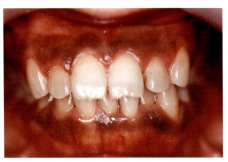

上下顎付着歯肉に褐色で帯状のメラニン色素沈着を認める。

処置および経過 CO_2 レーザーにて蒸散処置を行い、審美性の改善が得られた。

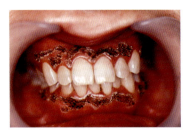

CO_2 レーザーで蒸散処置を行ったところ。

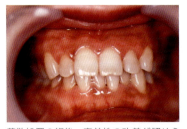

蒸散処置の術後。審美性の改善が認められる。

別症例

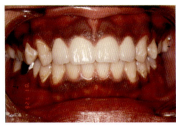

歯肉メラニン沈着の別症例1
帯状に顕著な沈着を認める。

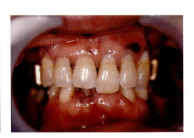

歯肉メラニン沈着の別症例2

4-12 外来性色素沈着
exogenous pigmentation

重金属である蒼鉛、鉛、水銀などが歯科材料として局所的に接触や混入した場合、あるいは薬剤として摂取された場合や職業的に体内に入った場合などに生じる色素沈着で、歯科用金属による着色は時々みられる。

疾患のポイント

- 可能なら原因物質を除去する。経過観察にとどめることが多いが、審美的に問題があれば切除する。
- 鑑別疾患として悪性黒色腫、色素性母斑、メラニン色素沈着などがある。

症例 症例は91歳男性。歯科治療のため受診した患者で、右側上顎第二小臼歯残根周囲および右側上顎第二大臼歯周囲歯肉に灰紫色の色素沈着を認める(ミラー像)。

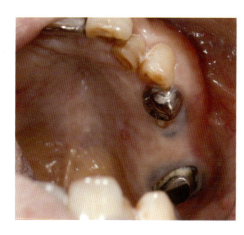

処置のポイント
切除の際はメラニン沈着に比べて深いところに金属顆粒があるので、レーザー蒸散では不十分になりやすい。

処置および経過 歯科材料による着色を説明し、経過観察にとどめる。

別症例

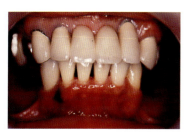

別症例1
下顎歯肉に限局性の色素沈着を認める。

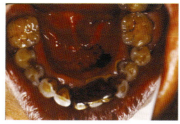

別症例2
口底部に黒色の色素沈着を認める。

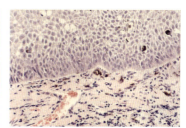

別症例3
上皮基底細胞層直下の粘膜固有層に金属顆粒状色素を認める。

全国医学部附属病院歯科口腔外科科長会議 監修:口の中がわかる ビジュアル歯科口腔科学読本,クインテッセンス,P.125,2017.

4-13 移植片対宿主病
graft versus host disease：GVHD

移植片対宿主病（GVHD）とは、白血病やリンパ腫に対する造血幹細胞移植後の重大な合併症の一つであり、移植された提供者（ドナー）のリンパ球が宿主（レシピエント）である患者の組織を非自己として認識し、種々の臓器を攻撃して障害を生じる疾患である。

疾患のポイント

- 生着（移植後2〜3週間）から100日までの間に発症するものを急性GVHD、移植100日以降に出現するものを慢性GVHDという。
- GVHDの口腔症状としては、口内炎、口腔乾燥、扁平苔癬様粘膜変化、板状角化症、粘膜萎縮、粘液嚢胞、偽膜形成、潰瘍形成などがみられる。

症例 患者は57歳女性。
口蓋の白斑が増大し、精査加療のため紹介初診となった。
悪性リンパ腫に罹患しており、化学療法、放射線療法、骨髄移植などの既往があった。

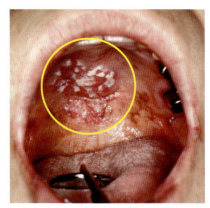

口腔内写真：硬口蓋〜軟口蓋にかけて散在した白斑を認める。
大きさ：30×20mm

処置および経過 全身麻酔下で口蓋腫瘍切除術を行い、病理結果は腫瘍性病変の可能性も否定できず、口腔上皮異形成とされた。

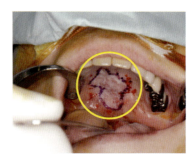 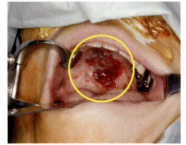

1回目切除術

術後2カ月で口蓋に点状の白斑が再び出現し、拡大傾向で表面性状も顆粒状へ変化したため生検施行。Atypical acanthotic lesionとの診断で、verrucous carcinomaの可能性も考慮されたため、再度、口蓋腫瘍切除術を行った。病理診断はkeratosis without dysplasiaで、積極的に腫瘍性とすべき所見はなかった。その後経過観察となった。

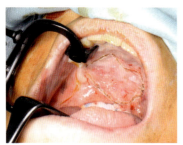 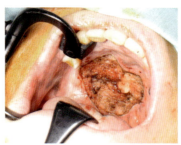 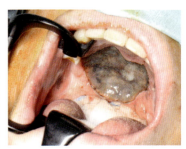

2回目切除術
切除範囲のマーキング

切除後

ネオベール貼付後

4-14 薬剤性歯肉増殖症
drug-induced gingival hyperplasia

薬剤投与が誘引となり、歯肉の肥大、増殖を呈する。過度に増殖すると、歯の埋没、移動も生じる。投薬を継続している限り、歯肉を切除しても再発しやすい。誘発しやすい薬剤としては、フェニトイン（抗てんかん薬）、ニフェジピン（カルシウム拮抗薬）、サイクロスポリン（免疫抑制剤）がある。

疾患のポイント

- かかりつけの医師に対診し、歯肉増殖を誘発する薬剤を可能であれば変更する。しかし、患者の病態によっては変更できず、継続下での歯周治療が必要となることもある。
- プラークコントロールは、薬剤性歯肉増殖症の改善や、観血処置後の歯肉の状態を維持するために重要である。

症例 患者は38歳男性。既往歴にてんかんがあり、フェニトインを長期にわたり内服している。かかりつけ神経内科で歯肉増殖を指摘され、歯科紹介となった。

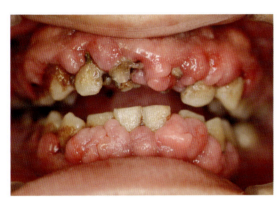

初診時：全顎的に著明な歯肉増殖、プラークコントロール不良を認める。

処置および経過 神経内科に対診したところフェニトインはてんかんコントロール上、中止できないとのことで、継続下に歯科的観血処置することとなった。

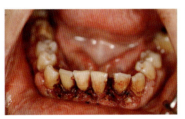 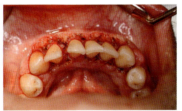 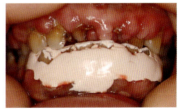

数回に分けて、歯肉切除術を行った。下顎前歯部の歯肉切除後。歯周パックで保護。

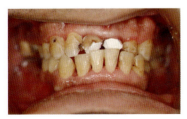

全顎歯肉切除後。フェニトイン内服は継続中のため、TBIを十分行いながら、口腔管理し、再発予防に努めている。

別症例 患者は66歳女性。下顎前歯部歯肉に限局した歯肉腫脹を自覚。かかりつけ医院にて当科での精査加療を勧められ当科紹介初診となった。Ca拮抗薬は3年以上内服しており、同部症状出現してから内服開始した薬剤はなかった。

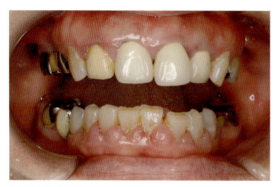

初診時口腔内写真1
下顎前歯部唇舌側歯肉腫脹を認める。ポケットは3mm程度、プラークも著明。

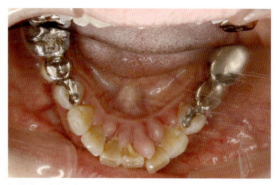

初診時口腔内写真2

処置および経過 2週間ごとに歯科衛生士によりスケーリングやSRPなどの歯周基本治療や口腔ケアを施行した。また内科担当医と相談し薬剤を変更した。その後徐々に症状改善し、当科終診となった。

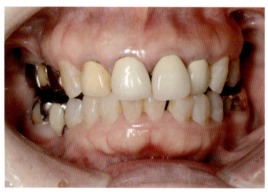

5カ月後1

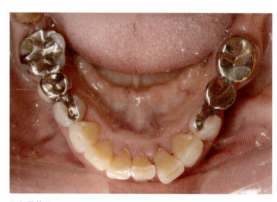

5カ月後2

4-15　義歯性線維腫
denture fibroma

不適合義歯の慢性刺激により義歯の床縁や床下に生じた炎症性の結合組織増殖。歯槽骨が吸収し、骨の裏うちのない増殖した顎堤はフラビーガム（flabby gum）と呼ばれる。真の腫瘍性病変ではないが、義歯の刺激による刺激線維腫（irritation fibroma）ともいわれている。

疾患のポイント
- 潰瘍を伴う場合などは癌との鑑別が必要になる。
- 治療は、病変の切除と義歯調整が行われる。

症例 下顎前歯部の義歯性線維腫。腫瘤は分葉状を呈している。

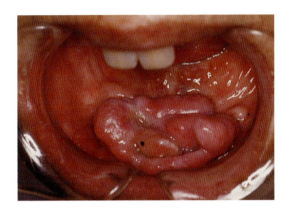

別症例 上顎前歯部のフラビーガム。CO_2 レーザーにて余剰部の切除が行われた。

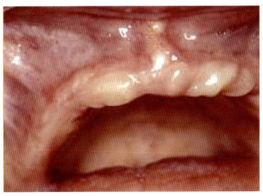

術前

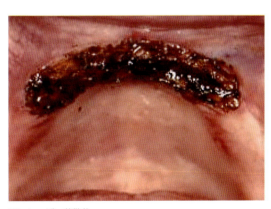

CO_2 レーザー蒸散後

4-16 エプーリス

epulis

非腫瘍性の臨床病名であり、一般的に歯肉の炎症性、反応性の腫瘤で、間葉系組織の増殖である。有茎性あるいは広基性の腫瘤で、主に歯頸部や歯間部に生じる。摘出が基本となり、骨膜を含んで摘出することが多い。歯根膜由来の場合は歯の抜去が必要な場合もある。

疾患のポイント

- 歯頸部や歯間乳頭部に好発し、有茎性あるいは広基性の腫瘤である。
- 切除が基本となり、骨膜を含んで切除することが多い。

症例 患者は68歳男性。3カ月前より無痛性の腫瘤を右側上顎小臼歯部に認め、増大傾向のため、かかりつけ歯科より当科紹介初診された。視診上、表面滑沢で境界明瞭な腫瘤を認めた。

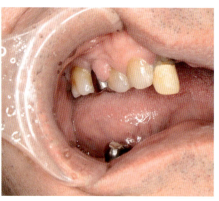
口腔内写真

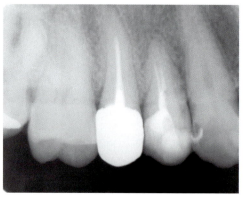
デンタルエックス線写真

処置および経過 局所麻酔下に電気メスにてエプーリス切除術を施行した。切除後は歯周パックにて保護し、経過良好であった。

別症例

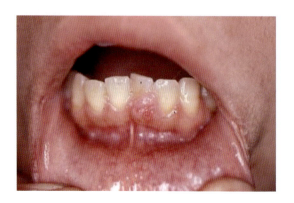

4-17 骨形成性エプーリス

epulis osteoplastica

エプーリスは歯肉部に生じる良性の限局性腫瘤を総括した臨床診断名で、多くは炎症性、反応性の増殖物である。そのなかで、骨形成性エプーリスは線維性組織のなかに骨組織の形成がみられるもので、形成された骨量の多いものではエックス線不透過像がみられる。まれに先天歯の自然脱落あるいは抜歯後に、その部位に歯牙様の硬組織を含んだ骨形成性エプーリスとして矛盾しない腫瘤が見られることがある。

疾患のポイント

- 先天歯抜去後に生じたエプーリスで、抜去後の刺激により炎症性反応が起こり発現したと考えられた。

症例 患者は生後8カ月女児。生後9日目に下顎前歯の先天歯を歯冠部のみ抜歯。その後、同部位に軟組織の隆起ができ、次第に大きくなったため受診。

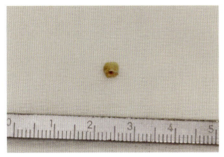

生後9日目に抜歯された先天歯（両親が保存していたもの）

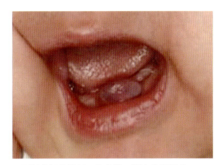

下顎前歯部歯槽堤に有茎性の腫瘤を認める。

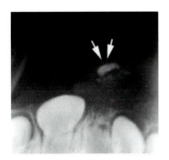

エックス線写真では腫瘤内に不透過像を認める。

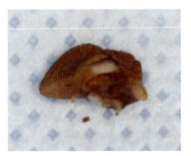

切除した腫瘤内に歯牙様硬組織を認め、骨形成性エプーリスと診断された。

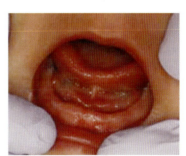

切除後の口腔内

処置および経過 8カ月児のため、全身麻酔下で切除を行った。

4-18 エプーリス（悪性疑い）

epulis

エプーリスという名称は一般的には歯肉部に生じた良性の限局性腫瘤の総称として用いられる。しかし、なかには比較的急速に増大し巨大化する症例もあり、その場合悪性腫瘍との鑑別が重要となる。

疾患のポイント

- 悪性腫瘍の既往がある場合は口腔内に転移する可能性があるので鑑別が重要である。
- 良性腫瘍であっても経過中に内部が悪性化することもある。

症例 患者は70歳男性。呼吸器内科にて肺結節陰影精査中にPETにて右側下顎骨に高度集積を認め、精査を勧められて紹介受診。既往歴に下咽頭癌があった。

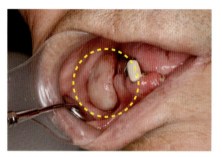

口腔内所見：右側下顎大臼歯部頬側歯肉に有茎性、40mm程度の表面平滑な腫瘤を認める。

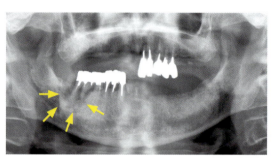

パノラマエックス線写真
右側下顎大臼歯を中心に慢性の骨吸収像を認める。

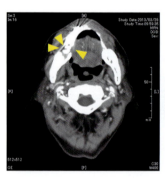
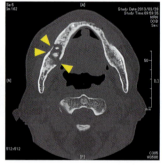

CT写真：右側下顎臼歯部腫瘤に一致した歯槽骨に不規則な骨吸収像を認める。
有意なリンパ節（−）

処置および経過 悪性腫瘍である可能性も考え、全摘生検を行った。組織学的には多くの部位が滲出壊死物に覆われた肉芽組織で、さらに深部は線維化を呈し悪性所見はなく肉芽腫性エプーリスと診断された。

別症例

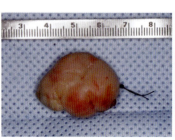

摘出物

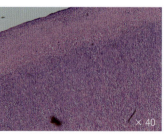

病理組織写真

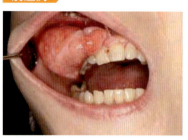

10年前から存在した悪性を疑わせる有茎性腫瘤。病理結果はエプーリスであった。

4-19 外骨症

exostosis

外骨症は局所における骨質の過剰発育であり、硬口蓋正中部に生じる口蓋隆起（torus palatinus）、下顎舌側に生じる下顎隆起（torus mandibularis）がよく知られている。その他、上顎・下顎頬側歯槽部に結節状に多発する多発性外骨症（multiple exostosis）がある。原因、発生機序については不明な点が多いが、遺伝的には優性遺伝の可能性が示唆され、局所刺激や咬合機能の関連、歯周疾患との関係、咬合圧の負担様式、顎骨の解剖学的構造などの関連が指摘されている。

疾患のポイント

- 大きさ、形状によっては義歯装着の障害となったり、口腔清掃が困難で炎症を引き起こす要因となったり、被覆粘膜が薄いため硬い食物の接触刺激で痛みや潰瘍を認めることも少なくない。
- 基本的には処置を必要としないが、患者の訴えに合わせて柔軟に対応していくべきである。

症例 患者は41歳男性。以前より下顎の骨隆起を自覚しており、吹奏楽をしていることから舌感が気になり、近医歯科受診の際に切除を勧められ紹介初診となった。

処置および経過 全身麻酔下にて下顎骨隆起除去術施行。

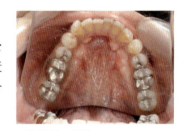

口腔内写真：術前

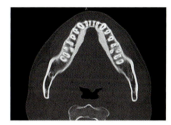

術前CT写真：下顎両側舌側に境界明瞭の不透過像を認める。

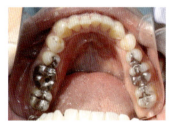

術後2カ月

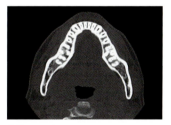

術後CT写真

別症例

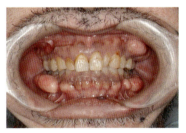

口腔内写真1

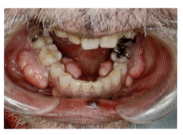

口腔内写真2

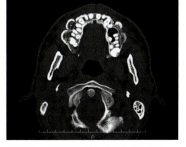

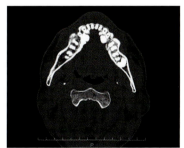

CT写真：上下顎に骨の膨隆像を認める。

4-20　口蓋隆起
torus palatinus

外骨症のひとつで、反応性もしくは発育障害と考えられる骨の隆起性病変である。形状はさまざまであるが、楕円形や分葉状が多い。軽度の隆起であれば、通常は経過観察でよいが、巨大な隆起で、何度も粘膜を傷つける状況であったり、発音や義歯装着の妨げになったりする場合は、除去術を行う。

疾患のポイント

- 外骨症のひとつで、反応性もしくは発育障害と考えられる骨の隆起性病変である。
- 類似疾患として骨腫があるが、鑑別は困難であることも多い。

症例　患者は71歳女性。数年前より、上顎正中部、左側上顎臼歯部口蓋側の骨膨隆を自覚、症状がなかったため放置していたが最近発音障害や接触痛を認めたため、かかりつけ歯科受診し、紹介にて当科受診となった。口蓋正中部に 30×20mm、左側上顎臼歯部口蓋側に 27×15mm。口蓋隆起部の粘膜に発赤、接触痛を認めた。

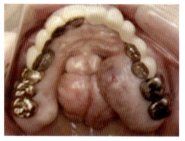

口腔内写真

処置および経過　全身麻酔下に、口蓋隆起除去術を施行した。創部は縫縮とし、保護床を装着した。

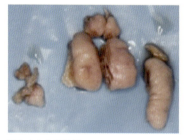

除去された骨隆起

別症例

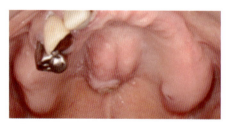

別症例1
口腔内写真

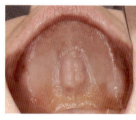

別症例2
口腔内写真

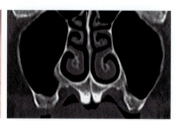

CT写真

4-21　乳頭状過形成
papillary hyperplasia

口腔内に発生する良性上皮性腫瘍には、乳頭腫、乳頭状過形成、角化棘細胞腫などがある。乳頭状過形成は不適合な義歯の慢性刺激などにより生じる粘膜の多発性の乳頭状隆起である。中年以降の頬粘膜、口唇、硬口蓋に好発し、悪性化する可能性はほとんどないとされる。

疾患のポイント

- 初期は白く扁平に隆起した病変であることが多いが、やがて不規則な乳頭状、カリフラワー状に増殖する。
- 治療法としては外科的切除を行い、刺激の原因となるものがある場合は除去する。特に、義歯の長時間に及ぶ装着が原因となっていることが多い。

症例　患者は87歳女性。右側下顎歯肉の腫瘤を自覚し、他病院歯科口腔外科から当科を紹介受診。右側下顎大臼歯部の頬側歯肉に21×11mmのカリフラワー状の腫瘤を認めた。パノラマエックス線写真では歯周炎による骨吸収を認めた。MRIでは同部にT1強調画像でやや高信号の領域を認めた。触診で右側顎下リンパ節の腫脹を認めたが、CT、エコー検査で有意な腫大はなかった。

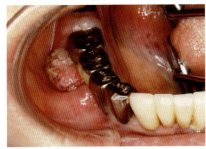
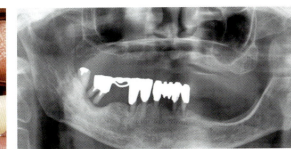

処置および経過　全身麻酔下にて下顎歯肉腫瘍切除術を施行した。腫瘍直下の下顎骨は表面整で異常な骨吸収は認めず、下顎管の露出もなかった。抜歯窩周囲の骨鋭縁部を一層削合し、サージセルを填塞、創部は縫縮した。

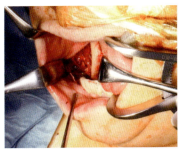
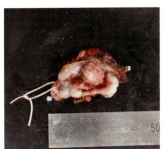
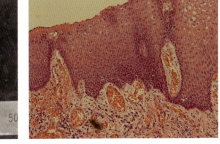

病理組織写真（×20）：良性乳頭状過形成の病変

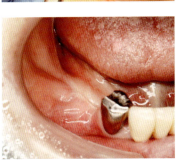

術後口腔内写真

4-22 疣贅型黄色腫
verrciform xanthoma

疣贅型黄色腫は比較的まれな疾患で、口腔粘膜の乳頭状、または疣贅状病変である。発生部位は歯肉が最も多く、次いで、口蓋、舌、頬粘膜、口底部、口唇の順となっている。中高年に多く発生し性差はない。

疾患のポイント

- 慢性または局所刺激によって病変が発生、増大するとの報告があり、喫煙歴や金属冠の装着、あるいは形成時に歯肉に加わった局所刺激などが考えられている。
- 診断においては疣贅状癌、乳頭腫、エプーリスとの鑑別が必要である。

症例 患者は68歳男性。歯肉のただれを主訴に受診した。右側上顎第一大臼歯の口蓋側歯肉に約10mm大の丘状隆起性病変を認めた。表面やや粗造、発赤、弾性軟。デンタルエックス線写真では異常所見は認めなかった。

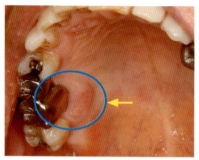
口腔内写真

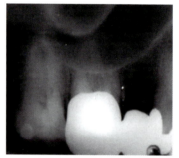
デンタルエックス線写真

処置および経過 局所麻酔下にて歯肉腫瘍切除術を施行した。

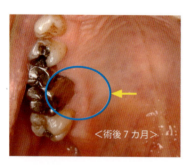
＜術後7カ月＞

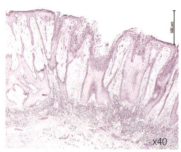
病理組織写真（H-E染色）
肥厚した扁平上皮が乳頭状に増生し、扁平上皮下には硝子化と泡沫細胞の集積が認められる。粘膜固有層から下層には炎症性細胞浸潤が認められる。

別症例 患者は36歳女性。

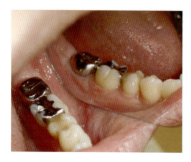
下顎臼歯歯頸部歯肉に境界明瞭な表面不均一な腫瘤。切除を行い、疣贅型黄色腫の病理診断を得た。切除後明らかな再発はない。

4-23 多形線腫（口蓋） 5-24、7-09 参照

pleomorphic adenoma

唾液腺腫瘍のなかで最も頻度が高い。耳下腺に好発する。小唾液腺では、硬口蓋が1/2以上を占める。病理組織学的には上皮成分と間質様組織成分が混在した多彩な像を呈する良性唾液腺腫瘍である。

疾患のポイント

- 腫瘍摘出術が唯一の治療法。腫瘍を放置すると、悪性化の可能性があり、早めに摘出する。
- 摘出時には被膜を破らないように摘出するが、口蓋では、その境界が分かりにくいことがある。
- 悪性化していなければ骨膜は保存できる。

症例 患者は46歳女性。口蓋の腫瘤を主訴に受診した。右側口蓋に有茎性、弾性硬の発育緩慢な腫瘤を認めた。表面は正常口腔粘膜に覆われ潰瘍形成はなかった。自発痛、圧痛は認めなかった。

処置および経過 視診上、多形線種を疑い、摘出した。

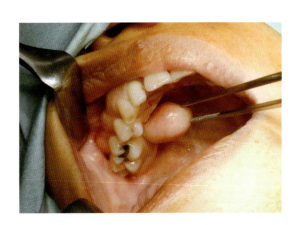

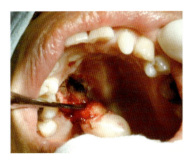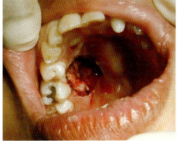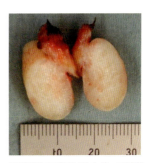

骨膜上で腫瘍を摘出。術後の創面は歯周パックで保護した。　　　摘出腫瘍の割面は乳白色、充実性

4-24 下顎歯肉癌（扁平上皮癌）
carcinoma of mandibular gingiva

下顎歯肉を原発巣とする悪性腫瘍で、発症頻度は口腔癌全体のうち10％程度であり、舌癌についで頻度が高い。早期に下顎骨へ浸潤し、骨破壊を伴うことも多い。確定診断には生検を施行し、CT、MRI、PETおよび頸部エコーを組み合わせて腫瘍の進展範囲や転移の有無を精査する。治療は外科的切除が第一選択となり、腫瘍の進展の範囲に応じて下顎辺縁切除や区域切除など下顎骨および周囲組織の切除を行う。

疾患のポイント
- 初期の場合は歯周疾患や粘膜疾患などとの鑑別が困難な場合がある。
- 腫瘍部位の抜歯を行うと腫瘍の急速な進行を認めるため、抜歯には十分な注意が必要である。
- 術後2年間は再発や転移のリスクが高く、術後5年間は慎重な経過観察を行う。

症例 68歳の女性。左側下顎臼歯部の疼痛を認め、近医歯科にて左側下顎第一小臼歯、第一・第二大臼歯抜歯施行。その後、歯肉腫脹を認めたため、病院歯科口腔外科を受診。悪性腫瘍が疑われ、当科紹介初診となった。

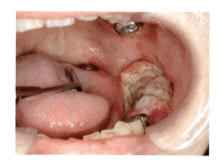

口腔内写真：左側下顎臼歯部に易出血性で外向性の腫瘍を認める。軽度の左オトガイ部の知覚鈍麻を認める。

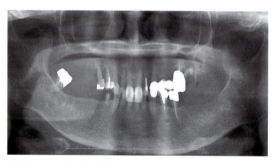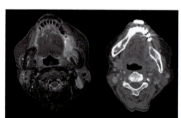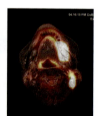

パノラマエックス線写真：左側下顎臼歯部に軽度骨吸収像を認める。
MR写真および造影CT写真：左側下顎周囲に軟部影の増強があり、左側顎下リンパ節の腫大を認める。
PET-MR写真：左側下顎に腫瘤性病変およびFDGの強い集積を認める。左側頸部には複数のリンパ節の著明な腫大とFDGの集積を認める。

処置および経過 生検にて扁平上皮癌の診断を行ったうえで、全身麻酔下にて気管切開術、左側根治的頸部郭清術変法、左側下顎区域切除術、腓骨皮弁による即時再建術を施行。病理結果は、扁平上皮癌（pT4aN2b、stage IVA）であった。追加治療として、術後放射線化学療法を施行した。

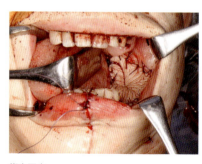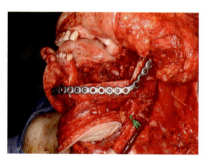

術中写真

4-25 上顎歯肉癌（扁平上皮癌）
carcinoma of maxillary gingiva

上顎歯肉を原発巣とする悪性腫瘍で、発症頻度は口腔癌全体のうち6%程度である。早期に上顎骨へ浸潤し骨破壊を伴うことも多い。治療は外科的切除が第一選択となり、腫瘍の進展範囲に応じて上顎部分切除など上顎骨および周囲組織の切除を行う。

疾患のポイント

- 初期の場合は歯周疾患やその他の粘膜疾患との鑑別が困難な場合がある。
- 腫瘍部位の抜歯を行うと腫瘍が急速に増大することがあるため、抜歯には十分に注意する。
- 術後2年間は再発、転移のリスクが高く、術後5年間は慎重な経過観察を行う必要がある。

症例 患者は80歳男性。右側上顎第一大臼歯（ 6｜）動揺のためかかりつけ歯科医院にて抜歯。その後、同部の歯肉粗造感や歯肉腫脹が改善しないため当科紹介初診となった。

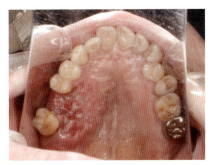

初診時口腔内写真
6｜相当部に30×40mmの表面粗造な易出血性の潰瘍を認める。また、潰瘍の隣在歯は軽度動揺を認める。

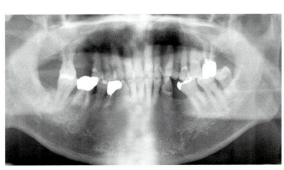

パノラマエックス線写真：6｜相当部に明らかな骨破壊像を認める。

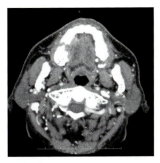 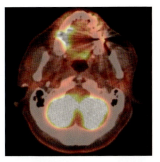

造影CT写真：右側上顎骨の破壊と周囲に造影された腫瘍を認める。
PET-CT写真：右側上顎骨にFDGの高度集積を認める。

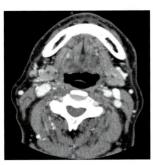 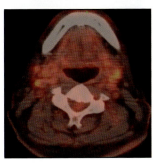 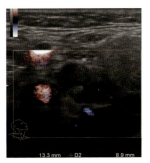

造影CT写真：右側顎下リンパ節の軽度腫大を認める。
PET-CT写真：右側顎下リンパ節に淡い集積を認める。
頸部超音波写真：右側顎下リンパ節が13.3×8.9mmの軽度腫大認め、リンパ門は確認できるも、内部エコーは粗造で血流は認めない。

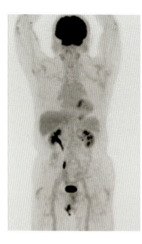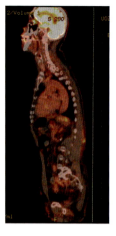

PET-CT写真：遠隔転移を疑う所見は認めない。

処置および経過 右側上顎歯肉癌（T4N1M0）の診断にて、右側根治的頸部郭清術変法（mRND）、右側上顎部分切除術を施行し、即時再建は腹直筋皮弁を用いて、上顎骨欠損部に口腔鼻腔を遮断するように充填した。

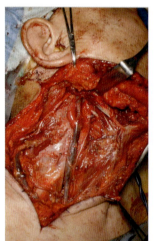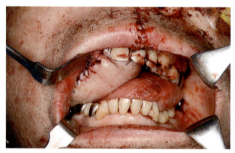

別症例 患者は77歳女性。上顎歯肉の違和感を自覚したが放置。その後腫瘍の増大により疼痛を認めたため他病院受診。精査加療目的にて当科紹介初診となった。

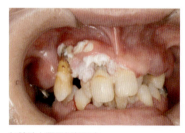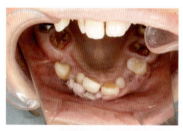

口腔内写真：上顎前歯部唇側歯肉に辺縁不正、表面粗造の腫瘍を認める。

初診時上顎唇側部写真　　　初診時上顎口蓋部写真

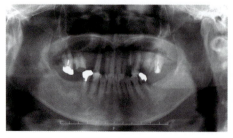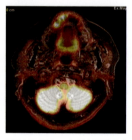

処置および経過 生検では上皮内癌の診断で、全身麻酔下に、上顎部分切除術を施行したところ、高分化型扁平上皮癌であった。

パノラマエックス線写真：上顎前歯に著明な骨吸収を認める。

PET-MR写真：右側上顎前歯部にFDG集積認める。明らかな頸部転移、遠隔転移は認めない。

4-26 上顎歯肉癌（扁平上皮癌と腺様嚢胞癌の混在例）

hybrid carcinoma with squamous cell carcinoma and adenoid cystic carcinoma

口腔癌の組織型は大部分が扁平上皮癌で、その他、腺様嚢胞癌や粘表皮癌などがあるが、同一癌に組織型の異なる癌腫が見られることは珍しい。

疾患のポイント

- 口腔癌において扁平上皮癌と腺様嚢胞癌が混在した症例の報告はほとんどない。
- 同時性重複癌が衝突している、または未分化細胞が扁平上皮癌と腺様嚢胞癌の2方向へ分化した可能性などが考えられる。

症例 患者は59歳女性。左側上顎第二大臼歯（|7）部歯肉に違和感を自覚し近歯科医院を受診し、当科に紹介となった。

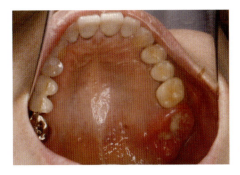

口腔内写真：|7相当部に辺縁不整、表面粗造な潰瘍を認める。

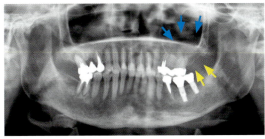
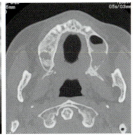
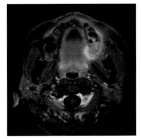

パノラマエックス線およびCT写真：左側上顎臼歯部から上顎洞にかけて骨破壊を認め、上顎洞粘膜の肥厚を認める。

MR写真：近傍の上顎骨、上顎洞の尾側部分、口蓋の左側部分に高信号域を認める。

処置および経過 全身麻酔下にて左側上顎悪性腫瘍切除術を施行した。病理組織検査にて扁平上皮癌と腺様嚢胞癌の混在と診断された。

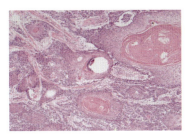
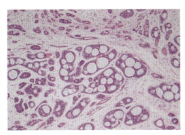

病理組織写真（H-E染色）
中〜高分化型の扁平上皮癌
癌真珠の形成を認める。

腺様嚢胞癌

4-27 乳頭状扁平上皮癌

papillary squamous cell carcinoma：PSCC

外向性の乳頭状増殖像を呈する浸潤性扁平上皮癌であり、扁平上皮癌の亜型として分類されている。男女比は 2 〜 3：1 で男性に多く、60 歳代に多い。ただし、口腔領域に限ると女性に多く、70 歳代に多いとする報告もある。口腔・咽頭・喉頭では非常にまれな悪性腫瘍である。

疾患のポイント

- 乳頭腫成分と浸潤部の悪性部分との混在性病変であることが多く、生検を含めた少量の組織では鑑別が難しいことが多い。
- 治療の基本は通常の扁平上皮癌に順ずるが、症例数が少なく高いエビデンスのある治療はない。
- 局所再発率は高いが、比較的予後は良い。

症例 患者は 70 歳男性。右側下顎歯肉の腫瘤で、かかりつけ歯科受診。右側下顎第一大臼歯（6｜）抜歯後も改善見られないため、かかりつけ歯科より紹介で当科受診となった。6｜遠心相当部から臼後結節にかけて 40 × 26mm 大の乳頭状の腫瘤を認めたが、明らかなリンパ節転移はなかった。術前に数度の生検を行うも OIN/CIS の診断であった。CT では、右下顎臼歯部に不整な骨吸収像と high intensity の領域を認めた。

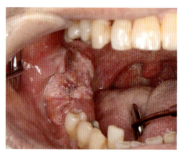
術前口腔内写真

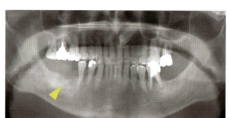
術前パノラマエックス線写真

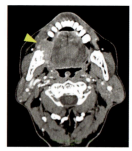
造影 CT 写真

処置および経過 全身麻酔下に、右側下顎歯肉腫瘍切除術、右側下顎骨辺縁切除術を施行した。組織学的には、腫瘍の大部分は細い血管線維性の茎を有し、乳頭状に外方向性に発育しつつ、一部では深部へ浸潤する部分もみられ、PSCC との回答であった。

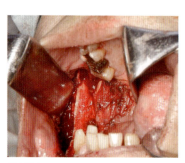
術中写真

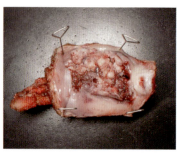
術後切除物

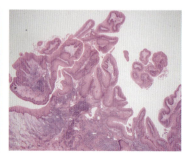
× 12.5

4-28　疣贅癌
verrucous carcinoma

低悪性度の扁平上皮癌の一亜型であり、乳頭状外向性増殖を示す。病理組織学的では大型化した上皮脚の結合組織への伸張がみられるが、細胞異型は一般的な扁平上皮癌より軽度であることが特徴的である。

疾患のポイント

- 生検の際に少量の生検材料、特に表在性の生検では診断が困難となることが多いため、深部組織を十分に含めることが大切である。
- 鑑別疾患には分化型扁平上皮癌、乳頭腫、白板症などが挙げられる。

症例　患者は75歳女性。左側下顎歯肉の粗造感を主訴に近歯科受診した。その後経過観察するも増悪傾向であったため、当科紹介初診となった。

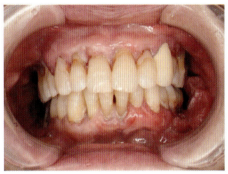
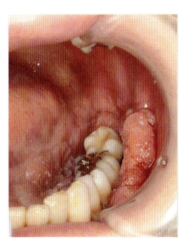

口腔内写真

処置および経過　生検実施し、乳頭状病変であった。全身麻酔下にて左下顎歯肉腫瘍切除術施行し、病理結果は verrucous carcinoma であった。その後再発なく経過している。

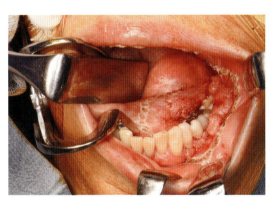
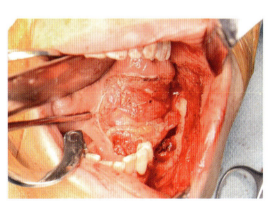

術中写真

4-29 腺様嚢胞癌（口蓋） 2-35、5-31 参照

adenoid cystic carcinoma

唾液腺の介在部から発生するまれな悪性腫瘍で、唾液腺腫瘍の5〜10％である。本腫瘍は局所再発率が高く、肺や骨などへの遠隔転移をきたすことが多い。

疾患のポイント

- 治療は外科治療が主体で、本腫瘍は神経周囲浸潤が強く安全域を大きく設定する必要がある。
- 遠隔転移に関しては長期観察が必要である。

症例 患者は60歳女性。口蓋の疼痛を自覚するも放置していたが、徐々に腫脹と疼痛が増大してきたため、他病院歯科口腔外科受診し、口蓋腫瘍が疑われたため当科紹介初診となった。

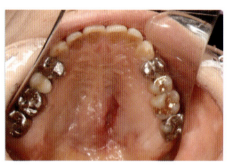
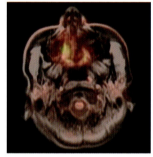
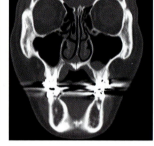

口腔内写真（ミラー像）：右側口蓋に16×30mmの膨隆を認める。

PET-MR写真で右側口蓋にFDGの淡い集積を認め、CT写真では口蓋骨の吸収を認める。頸部リンパ節は転移を疑う所見は認めない。

処置および経過 生検の結果、腺様嚢胞癌の回答を得て、全身麻酔下にて上顎部分切除術を施行した。上顎洞への浸潤を認め、強い神経周囲浸潤を認めたため術後放射線治療を行った。

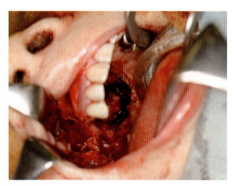

術中写真

4-30 紡錘細胞癌
spindle cell carcinoma

紡錘細胞癌は紡錘形細胞を主体とする腫瘍細胞の多様な増殖よりなり、実質と間質が判然とせず、一見肉腫を思わせる像を呈するまれな悪性腫瘍で、扁平上皮癌の一亜型とされている。本腫瘍については皮膚、喉頭、食道、口腔、口唇などにおける発生例が報告されているが、その発生頻度は非常に低い。

疾患のポイント

- 紡錘細胞癌に対する治療法は外科切除を中心にして化学療法および放射線治療を慎重に組み合わせて行う必要がある。
- 予後に関しても紡錘細胞癌は高悪性な腫瘍と位置づけられており、高頻度で広範囲な全身転移を起こすため予後は非常に不良であるとされている。

症例 患者は 74 歳男性。右側上顎歯肉の腫脹を自覚し、歯科医院で抗菌薬処方されるも症状改善しないため、精査加療目的に当科紹介初診となった。

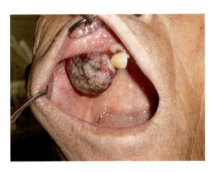

口腔内写真：右側上顎歯肉に一部壊死した約 30 × 20mm の外向性の腫瘤を認める。

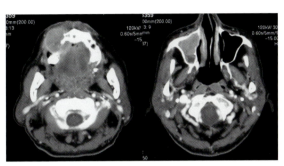

造影 CT 写真：右側上顎臼歯部の歯槽骨の著明な吸収を伴った、30 × 30mm 大の辺縁造影された腫瘍を認める。また、上顎洞内への浸潤も認める。

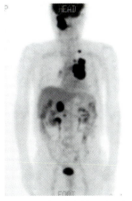

PET-CT 写真：右側上顎骨から上顎洞、左側鎖骨上窩、左側上肺野から縦隔、右側副腎に腫瘍および転移を疑う集積を認める。

処置および経過 生検を行ったところ紡錘細胞癌との病理診断を得た。口腔内の腫瘍は急速に増大し閉口および経口摂取も困難になり、QOL を考え遠隔転移はあるものの口腔内の腫瘍に対して加療することとなった。化学放射線療法を行ったところ、口腔内の腫瘍は著明に縮小し、壊死組織の除去を行い上顎洞へ開洞した。画像では歯槽部の腫瘍および洞内の浸潤像も消失し CR と判定した。

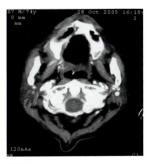 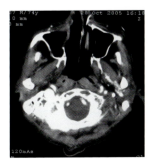

術後 CT

4-31 嚢胞腺癌（口蓋） 7-14 参照

cystadenocarcinoma

嚢胞腺癌は、嚢胞腺腫の悪性型とされ、唾液腺腫瘍のなかでまれな腫瘍である。低悪性度の腫瘍として位置付けられているが、時に再発や転移をきたすことがある。病理組織学的には嚢胞腔の形成と異型腺上皮の腔内への乳頭状増生を伴い、立方状から円柱状の異型腺上皮が大小の嚢胞腔を形成しながら周囲組織へ浸潤増殖するのが特徴である。

疾患のポイント

- 嚢胞腺癌は、臨床的には自覚症状に乏しく緩慢な発育を示すことが多い。
- 治療は外科的切除である。

症例 患者は80歳男性。かかりつけ歯科医院にて左側口蓋部の腫瘤を指摘され、他病院歯科口腔外科を受診した。生検にて腺癌との診断を得たため、精査加療目的に当科紹介初診となった。

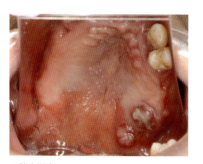
口腔内写真

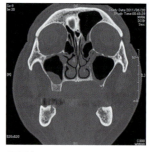
CT写真

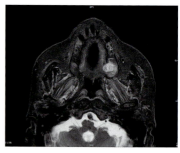
MR写真

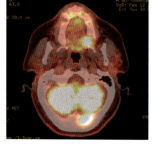
PET写真

口腔内写真：左側口蓋から左側上顎結節部にかけて25×15mmの腫瘤を認め、その中心部に潰瘍を認める。
CT写真：左側上顎結節口蓋側に圧迫性骨吸収像を認める。頸部リンパ節に転移を示唆する所見は認めなかった。
MR写真：左側口蓋から左側上顎結節部にかけてT1強調像にて中程度、T2強調像にて高信号を示す比較的境界明瞭な腫瘤を認める。
PET写真：左側口蓋から左側上顎結節部にかけてFDGの集積を認めるが、他の全身諸臓器には認めない。

処置および経過 全身麻酔下に左側上顎部分切除術を施行した。腫瘍周囲に10〜15mmの安全域を設けて切除した。

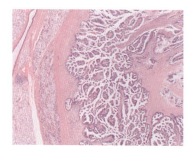
病理組織写真：腫瘍実質内には異型腺上皮が嚢胞を形成し、嚢胞腔内に粘液の貯留を認める。

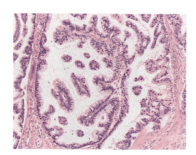
乳頭状に嚢胞腔内に不規則に増生した異型腺上皮を認める。

4-32 骨肉腫
osteosarcoma

骨肉腫は骨形成間葉組織から発生し、類骨ないし骨組織を形成する肉腫で、多発性骨髄腫に次いで多い骨原発性悪性腫瘍である。20歳代の長管骨、とくに大腿骨に好発するが、頭頸部領域はまれとされている。臨床所見として一般的には顔面の有痛性腫脹、歯の萌出異常や動揺、鼻閉、鼻出血を伴う。

疾患のポイント

- 臨床検査上は血清アルカリホスファターゼが高値を示すことが多い。
- エックス線所見では、典型的なものでは不規則で境界不明瞭な骨破壊像を呈する。
- 治療としては顎切除を含めた広範囲切除が主体であるが、放射線治療やメトトレキサート大量療法などの化学療法が併用されることもある。

症例 患者は59歳女性。左側上顎臼歯部に腫脹を自覚し、数回生検施行されるも骨組織や慢性化膿性骨髄炎との結果であった。線維性異形成症が疑われ、再度生検したところ骨肉腫との診断で手術の方針となった。

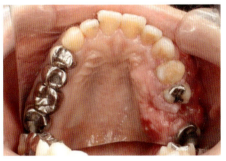

術前写真
左側上顎第一小臼歯〜上顎結節にかけて頬口蓋両側に骨様硬の腫脹・発赤・圧痛を認める。粘膜は菲薄化し毛細血管が透見される。左側上顎歯に打診痛や動揺はみられない。

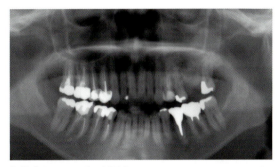

術前パノラマエックス線写真

パノラマエックス線写真・CT写真：同部に粗造な骨添加と透過像を認める。左上顎洞の不透過性は亢進している。
PET-CT写真：同部位にFDGの高度集積を認める。

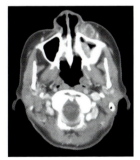 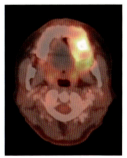

術前CT写真　　　　術前PET-CT写真

処置および経過 全身麻酔下、左側上顎腫瘍切除術を施行した。

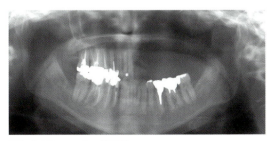

術後パノラマエックス線写真

4-33 線維肉腫

fibrosarcoma

肉腫とは未熟な非上皮性の悪性腫瘍である。コラーゲンを産生する線維芽細胞が悪性化し、紡錘形細胞が増殖したものを線維肉腫という。肉腫のうち4%程度で、好発年齢は30代である。好発部位は大腿骨、脛骨、腓骨などの長管骨である。疼痛症状は少なく、急に成長する腫瘤として自覚される。

疾患のポイント

- 発症時期により乳幼児型と成人型に区別され、乳幼児型の死亡率は25%以下、成人型の5年生存率は50%前後である。
- 治療法は周囲組織と腫瘍を一塊に切除する広範切除が多い。
- 術後の放射線療法は有効である。

症例 患者は32歳女性。右側上顎歯肉の腫脹および右側頬部の腫脹を主訴に受診した。右側上顎第二小臼歯（5｣）〜第二大臼歯（7｣）にかけて31×26mmの表面平滑な腫瘤が露頭していた。口蓋側に骨の膨隆を認め、7 6 5｣は動揺があった。

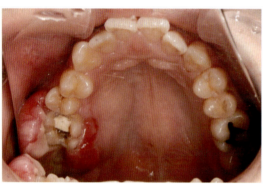

初診時口腔内写真

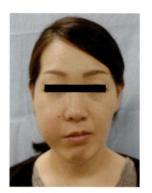

右側頬部腫脹を認める。

処置および経過 全身麻酔下にて腫瘍切除、6｣抜歯、生検を実施した。病理結果にて肉腫との診断であったため、耳鼻科にて手術。術後に放射線療法も行った。

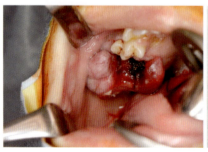 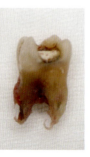 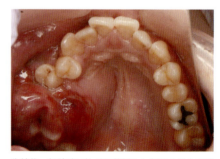

術中写真

生検後、初診時に比べ口蓋側へと急速な増大を認めた。

4-34 悪性黒色腫
malignant melanoma

悪性黒色腫はメラニン産生細胞が癌化した悪性腫瘍で、有色人種では頻度はそれほど高くないが、悪性度はきわめて高い。日本では足底と並んで口腔粘膜も好発部位の一つである。治療は、十分な安全域を確保した切除と、頸部転移を伴う場合は頸部郭清術を行い、術後に化学療法を行うのが標準的である。

疾患のポイント

- 切開などの観血処置や生検などの転移を促進する可能性のある処置は禁忌とされている。
- 早期例を除いて予後は不良なことが多い。

症例 患者は81歳女性。下顎前歯部の黒色歯肉腫脹で受診した。

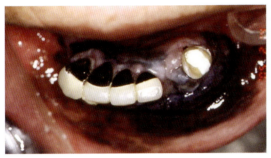

下顎前歯部に黒色の隆起性の結節があり、周囲に非隆起性の滲み出し様色素斑を認めた。

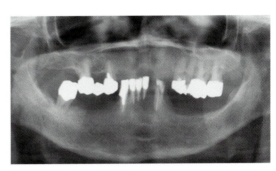

前歯部下顎骨に吸収を認めた。

処置および経過 全身麻酔下で、両側保存的頸部郭清術および下顎骨辺縁切除術が施行され、術後に免疫化学療法が行われた。

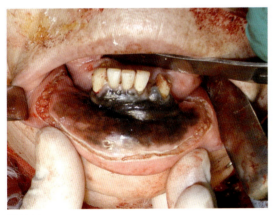

術中写真

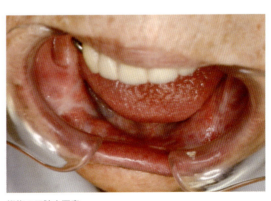

術後の口腔内写真

4-35 末梢性T細胞リンパ腫（悪性リンパ腫）
peripheral T-cell lyphoma：PTCL

末梢性T細胞リンパ腫は、悪性リンパ腫（Malignant lymphoma：ML）の一種である。MLは、リンパ系組織に由来する悪性腫瘍であり、発症部位の1つに顎口腔領域が挙げられる。口腔領域のMLは、しばしば炎症や他の腫瘍に類似する臨床像を呈するため、鑑別診断に苦慮することも少なくない。PTCLはML全体のなかでも10%程度であり、口腔内初発症状をきたすことはきわめてまれである。

疾患のポイント

- PTCLの治療法はCHOP療法であるが、治療成績は不良で標準治療は確立していない。
- 中高悪性度に分類され、早期の診断、治療が求められる。
- 口腔内に初発症状がみられる場合は難治性の潰瘍と診断されやすい。

症例 患者は73歳女性。口腔内の潰瘍が治らないとのことで当科紹介受診となった。

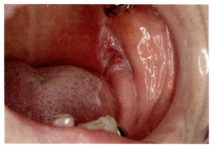

口腔内写真：左側臼後結節より後方に、表面ポリープ状でやや不整な直径1.5cm大の潰瘍を認める。

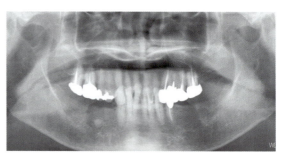

パノラマエックス線写真：明らかな骨吸収は認めない。

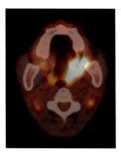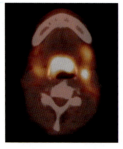

PET写真：左側扁桃から両側下顎咽頭にかけて塊状の集積亢進を認める。
左側上内深頸リンパ節にも高い集積を認める。

1週間後、潰瘍部の改善は認めず、潰瘍前方部では隆起している。

処置および経過 生検実施したところ、EBV陽性末梢性T細胞リンパ腫との診断が得られ、腫瘍血液内科へ紹介した。

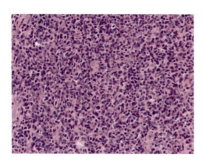

病理組織写真：びらんを伴い、間質では好中球やリンパ球、形質細胞を混じる高度の炎症細胞浸潤がみられる。核にくびれを有するT細胞が多数認められる。

4-36 放射線誘発癌
radiation induced cancer

放射線誘発癌とは悪性腫瘍に対する放射線照射が誘因となって発生したと推測される二次性悪性腫瘍である。低線量の放射線(1-10Gy)が発癌物質を誘発することは明らかにされている。

疾患のポイント

- 頭頸部領域では大部分が扁平上皮癌であるため、再発癌との診断に苦慮することが多い。
- 口腔癌の長期生存例が増えるに伴い、放射線誘発癌が多く報告されている。

症例 患者は77歳女性。舌の疼痛を主訴に受診した。右側下顎大臼歯舌側歯肉から右側舌縁にかけて潰瘍を伴う腫瘍を認めた。8年前に耳鼻咽喉科にて中咽頭癌切除、その後頸部転移に対して放射線治療が施行されていた。総線量は66Gyであった。

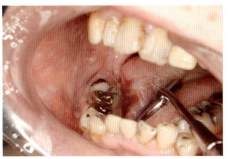
初診時口腔内写真

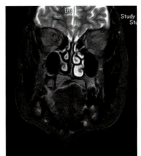
初診時MR写真

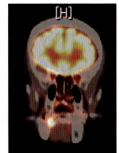
初診時CT写真

処置および経過 舌可動部半側切除、下顎辺縁切除、右側肩甲舌骨筋上頸部郭清、前腕皮弁による即時再建術を施行した。

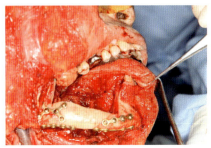
術中写真

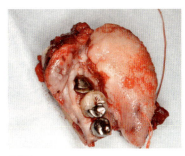
切除物

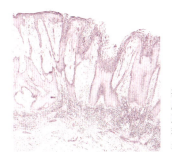

病理組織写真（H-E染色）
肥厚した扁平上皮が乳頭状に増生し、扁平上皮下には硝子化と泡沫細胞の集積を認める。粘膜固有層から下層には炎症性細胞浸潤を認める。

4-37 急性骨髄性白血病の口腔内腫瘤
oral tumor of acute myeloid leukemia

白血病は血液のがんである。全身的ながんでありながら、局所的に腫瘤を形成する（髄外腫瘤）。口腔内にも白血病性腫瘤を形成することがあるので、注意が必要である。

疾患のポイント

- 口腔粘膜に腫瘤が出現した場合、白血病の既往歴がないか確認する。
- 担当医に病歴を確認し、腫瘍性病変を疑う場合、生検による確定診断が必要になる。

症例 患者は23歳男性。白血病治療を2年前から継続中。下顎歯肉の疼痛・腫脹を主訴に当科受診した。左下顎臼歯部に弾性軟な拇指頭大の腫瘤があり、7日後には上顎臼歯部にも腫瘤を形成し急速な増大を認めた。

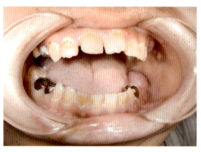
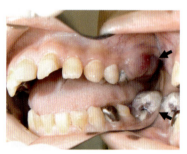

初診時、左側下顎臼歯部に口腔内腫瘤を認める。　左側上顎臼歯部に新たな腫瘤を認める。

処置および経過 生検の結果、顆粒球肉腫と診断されたが、初診33日後には全身状態の悪化のため永眠された。

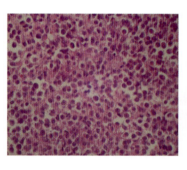
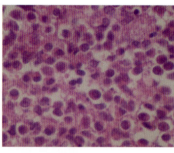

H-E染色
類球形細胞のびまん性増生を呈しており、細胞核の核型不整や核小体の明瞭化などの異型性を帯びていた。

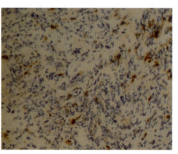
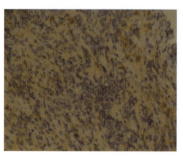

免疫組織染色
左図：CD45、右図：CD117
単球マーカーであるCD45、骨髄系マーカーCD117、MPO、NSEが陽性であり、CD20、CD79a、CD3、TdTが陰性であることから単球系/骨髄系の性格を有する白血病細胞による腫瘤形成と診断した。

4-38 壊死性唾液腺化生
necrotizing sialometaplasia

唾液腺組織が広範に扁平上皮化生をきたした病変で、虚血性変化に対する反応性病変とみなされている。原因は、外傷、義歯による圧力、外科的処置などが挙げられている。口蓋が好発部位で、しばしば潰瘍形成を伴い、臨床的に悪性腫瘍と類似した像を呈する。臨床症状として、穿堀性潰瘍、腫脹、隆起、疼痛、違和感、麻痺感が挙げられる。

疾患のポイント

- 病理組織学的に、胞巣状の扁平上皮塊が認められ、そのなかに腺腔や粘液細胞を含むことがある。
- 壊死性唾液腺化生では、小葉構造が保たれており、変化は小葉単位で生じ、また、扁平上皮塊の大きさが比較的均一で小さいこともあり、悪性腫瘍とは異なっている。
- 通常は 6〜10 週で自然治癒し、治療の必要性はないとされている。

症例 患者は 68 歳男性。右側頬粘膜癌（cT4aN0M0）の診断の下、全身麻酔下、右側頬粘膜悪性腫瘍切除術、右側下顎骨半側切除術、上顎部分切除術、右側保存的頸部郭清術（level Ⅰ〜Ⅲ）、腹直筋皮弁による即時再建術を施行。術後 25 日目：口蓋に約 1cm 大の穿堀性潰瘍を認めた。切除断端に位置しており、断端再発の可能性も疑い組織学的に確定診断を行うこととした。

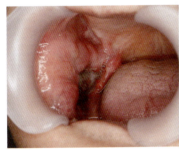

頬粘膜癌術前

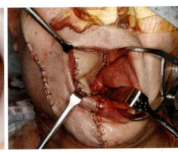

頬粘膜癌術後：口腔内は腹直筋皮弁にて再建

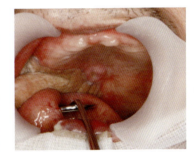

術後 25 日目

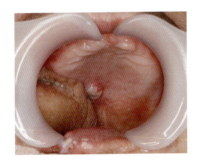

術後 33 日目

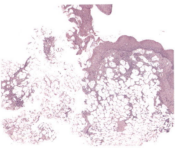

病理組織写真：上皮は錯角化や空胞変性、炎症細胞浸潤を伴うが、異型に乏しく、極性は保たれている。間質には小結節性、あるいは分葉状に粘液が貯留し、肉芽様変化や炎症細胞浸潤も認められるが、悪性所見はない。

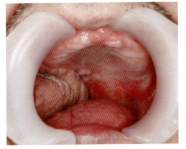

術後 37 日目：腫瘤は縮小傾向をたどる。

処置および経過 組織学的検査の結果、壊死性唾液腺化生の診断が得られたため、アズノール含嗽剤を用いて、うがいの徹底と口腔ケアにて口腔内保清に努めた。

Chapter5 口唇・頬

先天・発育異常	5-01	口唇裂
	5-02	先天性下唇瘻
	5-03	上唇小帯強直症
	5-04	頬小帯異常
損傷	5-05	外傷性頬脂肪体ヘルニア
	5-06	外傷性頬部血腫
	5-07	耳下腺気腫
	5-08	皮下気腫
粘膜疾患	5-09	口角炎
	5-10	アフタ性口内炎
	5-11	アレルギー性接触粘膜炎
	5-12	スティーブンス・ジョンソン症候群
	5-13	白板症（頬粘膜）
	5-14	紅板症
	5-15	口腔扁平苔癬
	5-16	単純疱疹
	5-17	メラニン色素沈着
	5-18	フォーダイス斑
嚢胞および類似疾患	5-19	粘液嚢胞（口唇）
	5-20	鼻歯槽嚢胞
良性腫瘍および類似疾患	5-21	線維腫
	5-22	孤立性神経線維腫
	5-23	神経周膜腫
	5-24	多形腺腫（頬）
	5-25	嚢胞腺腫
	5-26	血管腫（血管奇形）
	5-27	咬筋内血管腫（血管奇形）
悪性腫瘍	5-28	口唇癌
	5-29	頬粘膜癌
	5-30	粘表皮癌
	5-31	腺様嚢胞癌
	5-32	びまん性大細胞型B細胞リンパ腫
その他	5-33	耳下腺唾石

5-01 口唇裂
cleft lip

口唇口蓋裂は口腔顎顔面領域の先天異常のなかで最も頻度が高く、口唇裂、顎裂、口蓋裂に分類される。裂の程度により完全裂、不完全裂に分類され、口唇裂の場合は赤唇から鼻腔まで裂が連続しているものを完全裂、途中までのものを不完全裂という。口唇口蓋裂の発生率は日本人では約500回の出産に1回である。口唇裂は左側のほうが右側より多い。

疾患のポイント

- 唇裂・口蓋裂は多数の遺伝子と環境因子の相互作用により発現する多因子遺伝と考えられている。
- 口唇の催奇形物質に対する最も感受性の高い危険な時期（臨界期）は胎生5〜6週である。

症例 口唇形成術は、通常、生後3カ月、体重5.5kg以上になった頃に行われる。口蓋裂を伴う場合は、出生直後にホッツ床と呼ばれるレジン製のプレートを装着することにより、哺乳が改善し、構音や顎発育にも良好な結果が得られるといわれている。

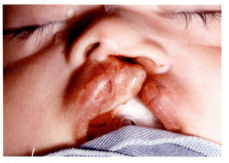

左側口唇裂

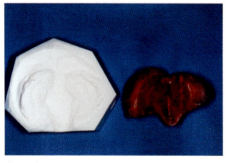

ホッツ床

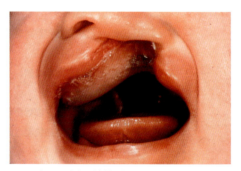

ホッツ床を口腔内に装着したところ。

別症例

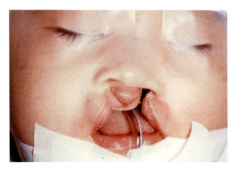

両側口唇裂（左：完全裂、右：不完全裂）

5-02　先天性下唇瘻
congenital lower lip fistula

上下唇に先天性に瘻孔の形成をみるものを先天性口唇瘻という。下唇では赤唇中央の両側あるいは片側に生じるものが多い。胎生期の発育遺残として生じるとされ、口唇裂・口蓋裂患者にみられることが多い。瘻孔は帽針頭大、噴火口状で、1～2cmの深さのものが多い。治療は瘻管を底部まで含めて一塊として切除する。

疾患のポイント

- 瘻管底部に小唾液腺が開口していることが多く、腺組織を含めた手術が重要となる。
- 瘻孔周囲に切開を加え、瘻孔に沿って縦切開を加えることで十分に摘出できる。

症例　患者は4歳男児。下唇の陥凹を主訴に受診した。

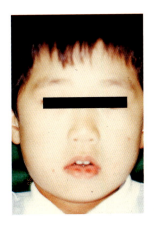

顔貌写真

処置および経過　全身麻酔下で、下唇瘻切除術を行った。

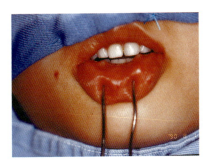

瘻孔よりゾンデを挿入したところ。

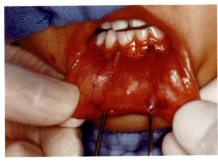

2つの瘻孔ともに約15mmの深さを有している。

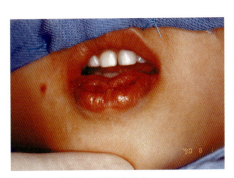

瘻孔周囲に紡錘形の切開を加える。

5-03 上唇小帯強直症
ankylosis of maxillary labial frenum

かかりつけ歯科での定期検診や、矯正歯科医より紹介になるケースが多い。一般的に手術の対象となるのは、上唇小帯が歯槽頂を越えて口蓋側に侵入する場合で、正中離開を生じる。審美性の問題や発音障害を生じることがある。

疾患のポイント

- かかりつけ歯科での定期検診で整容面・機能面で障害をきたす可能性がある場合は早期の紹介が望まれる。
- 成長とともに目立たなくなることが多く、障害がなければ乳歯列完成まで経過をみる。

症例 患者は8歳女児。前歯部正中離開をかかりつけ歯科で指摘され受診。上唇小帯が上顎前歯部歯間乳頭付近に高位付着している。

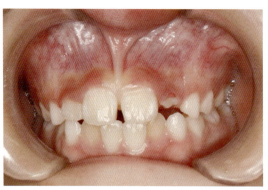

術前写真

処置および経過 小帯を伸展させ、CO_2 レーザーを照射して切離した。

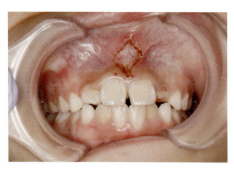

術直後写真

別症例

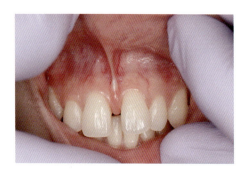

5-04 頬小帯異常
ankylosis of buccal frenum

頬小帯は通常犬歯から第一小臼歯の間に存在する頬粘膜と歯槽粘膜との間にあるヒダである。口腔の運動によって小帯が動くため、義歯の作製に当たっては注意が必要である。

疾患のポイント

- 頬小帯が高位に付着していると、有歯顎では歯間離開や歯周疾患の誘発、無歯顎では義歯の不安定や義歯性潰瘍を生じることがある。
- 下顎頬小帯の場合は、術後の知覚麻痺予防のため、処置の際にオトガイ孔の位置を確認する必要がある。

症例 患者は64歳女性。かかりつけ歯科で右側下顎臼歯部のブリッジを再製する際に頬小帯の高位付着を指摘され当科紹介となった。

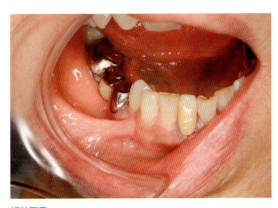

術前写真

> **症例から学ぶ手技**
> 下顎小臼歯部の手術の際にはオトガイ孔の位置を必ず確認。

処置および経過 局所麻酔下に右側頬小帯切除術を CO_2 レーザーで施行した。

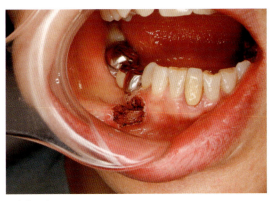

術直後写真

5-05 外傷性頬脂肪体ヘルニア

traumatic herniation of the buccal fat pad

乳幼児が歯ブラシなどの物をくわえたまま転倒することにより、口腔軟組織の損傷が起こるが、まれに頬脂肪体が口腔内に逸脱することがある。治療方針としては、新鮮例では裂傷部より頬筋内へ復位させ、受傷から経過している症例や感染を伴っている症例では外科的切除を行うとされている。

疾患のポイント

- 歯ブラシの植毛部には平均48万コロニーの細菌が付着しているため、歯ブラシによる外傷後には感染のリスクが高い。側頭部膿瘍、咽頭部膿瘍、頬部膿瘍などを起こした症例も報告されている。

症例 患者は1歳4カ月男児。夜間に歯ブラシをくわえたまま転倒し、歯ブラシの先端が右側頬粘膜に刺入した。母親が歯ブラシを抜き取り、出血のため他病院を救急受診。すでに止血されていたが、右側頬粘膜に腫瘤を認めたため紹介受診となった。

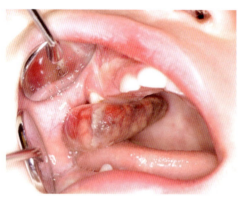

口腔内写真：右側頬粘膜に有茎性の腫瘤を認める。

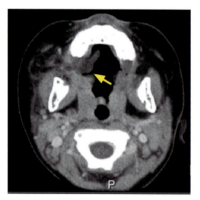

CT写真

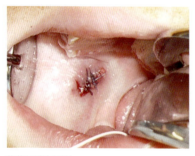

術後口腔内写真

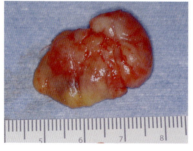

切除物

処置および経過 右側頬脂肪体ヘルニアの診断で消炎後に全身麻酔下で切除術を施行した。

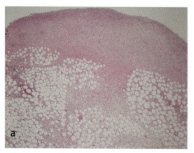

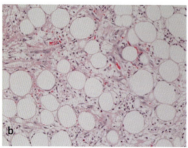

病理組織写真
a：脂肪表層に滲出性壊死組織が付着している。
b：脂肪組織が変性し、脂肪細胞間に多核白血球浸潤、線維化がみられる。

5-06 外傷性頬部血腫
cheek hematoma of traumatic injury

外傷により顔面頬部に存在する血管を損傷した際には、頬部の腫脹や広範囲の紫斑が出現する。持続的な出血がなければ自然治癒の経過をたどる。

疾患のポイント

- 上顎骨骨折との鑑別診断が重要で、血管造影や 3D-angiography による検査が必要になる。

症例 転倒し顔面を強打したため、当院に救急搬送された。既往歴に、認知症・脳梗塞・心房細動があった(抗凝固薬内服中)。左側頬部を中心に巨大な血腫が存在し、残存歯牙はなく無歯顎で上下総義歯を使用していた。

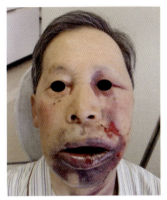 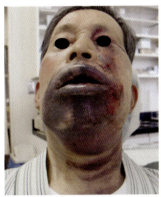

初診時、左側頬部を中心に腫脹し、上眼瞼から口唇、顎下部、頸部に至る広範囲の紫斑形成を認める。

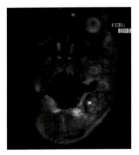 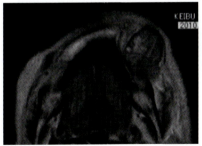

MR 写真　T2 強調像：前額断(左図)と水平断(右図)
左側頬部皮下に周囲低信号、中心部中〜高信号領域を認める。

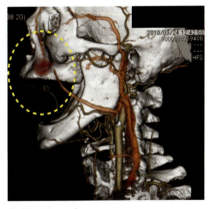

3DCT-angiography
顔面静脈の損傷があり、造影剤が漏出している。

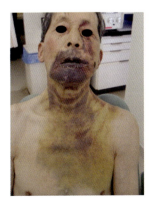

処置および経過 初診より 7 日後、腫脹は改善しているが、前胸部にまで拡大した紫斑が生じていた。その後、徐々に消退した。

5-07 耳下腺気腫

emphysema of the parotid gland

耳下腺気腫は、ガラス工や管楽器奏者など口腔内に強い呼気圧を生じる人において、まれに口腔内の空気が耳下腺開口部より導管内に押し込まれて発症するといわれている。経過観察のみでよいが、感染予防のため抗菌薬の投与が必要になることもある。

疾患のポイント

- 口腔内圧の上昇により唾液管開口部から導管内を経由し、空気が逆行性に腺内にいたり気腫が生じる。
- 持続的に圧が加わることによって耳下腺管終末が破綻をきたし、頭頸部に皮下気腫を生じることもある。

症例 患者は45歳男性。歯肉の違和感のため口唇を閉鎖し右側頬部を強く膨らませていたところ、下から上に空気が抜ける感があり受診した。

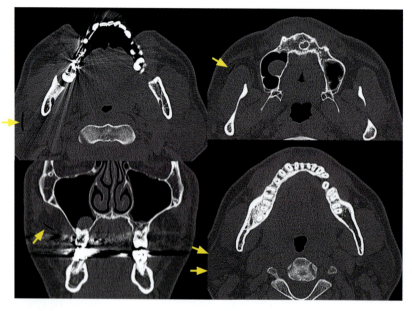

CT写真：右側耳下腺管内、耳下腺内にlow densityの部位を認める。

処置および経過 頬を膨らませる習癖による耳下腺気腫が考えられたため、異常習癖の改善を指導した。

別症例 耳下腺気腫症例（日本口腔科学会雑誌 37：696-701，1988．）

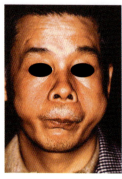

頬を膨らませる習癖（正面）

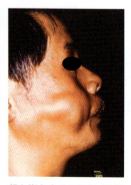

頬を膨らませる習癖（右側面）

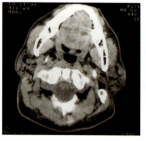

CT写真：ステノン管の走向に沿って空気の存在が確認される。

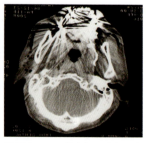

CT写真：耳下腺内部に空気の存在が確認される。

5-08 皮下気腫
subcutaneous emphysema

皮下気腫は多量の気体が皮下または組織間隙の疎性結合組織内に侵入し、貯留することにより生じる。局部症状としてび漫性の腫脹、疼痛、捻髪音を認め、全身症状として呼吸困難、嚥下障害、開眼障害、気分不快、胸痛、動悸などがある。

疾患のポイント

- 本症例は、術中に送気圧入がなかったこと、また、過酸化水素などによる反応性気体の発生が考えられないことから、呼気圧変化による鼻腔・上顎洞からの空気流入により発生したと考えられた。
- 予防には擤鼻のような、鼻腔や上顎洞に内圧が加わるような行為を制限することが重要である。

症例 患者は80歳男性。右側上顎癌のため、右側上顎部分切除、右側頸部郭清、前腕皮弁再建術の既往があり、術後経過観察中であった。かかりつけ歯科より、左側上顎小臼歯（|4 5）・大臼歯（|6 7）抜歯、同部位にインプラント治療の依頼で再受診となった。局所麻酔下で、左側上顎顎堤形成術（上顎洞底挙上術）を施行した。|4 5 根尖相当部に骨窓を形成し洞底粘膜を剥離、挙上した後、ネオボーンを充填し閉創した。術後2時間後から左側眼窩下～頰部にかけての腫脹が認められ、CTを撮影したところ、左側頰部に気腫を認めた。

処置および経過 抗菌薬投与し、術後4日目以降に左眼窩下～頰部にかけての腫脹の改善が認められた。

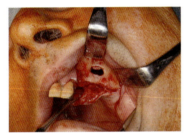
顎堤形成術中写真1

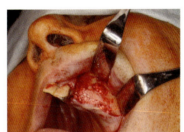
顎堤形成術中写真2

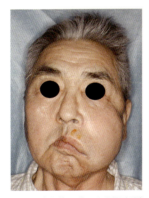
顎堤形成術後写真：左側頰部腫脹を認める。

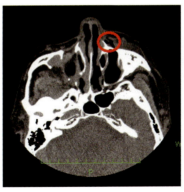
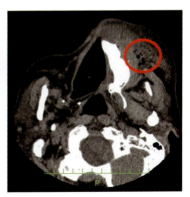
術後CT写真：空気の存在が確認される。

5-09 口角炎
angular cheilitis

口角部の皮膚および粘膜に亀裂、びらんなどが起こる疾患で、出血、痂皮の形成、開口時の疼痛などの症状がある。また、抜歯時（特に下顎智歯抜歯時）に筋鈎などを用いて過度な力が加わると、術後に口角に炎症が起こる場合もある。

疾患のポイント

- 原因としては、唾液分泌過多、咬合高径の減少、口腔乾燥症、ビタミン欠乏、鉄欠乏性貧血、胃腸障害などがある。
- 治療は、抗菌薬や副腎皮質ステロイド軟膏などを用いる。
- 抜歯後の口角炎予防については、抜歯時に過度な力で圧排しないよう注意する。
- 抜歯後の口角炎については茶色のテープなどで紫外線から守り、瘢痕をできにくくする。

症例 患者は73歳男性。舌痛症および口腔乾燥で受診した患者で、左側口角部に軽度の亀裂を呈していた。

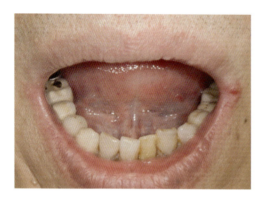

処置および経過 以前に軟膏治療の既往はあったが、今回は軽度のため経過観察とした。

別症例 抜歯後口角炎の症例

症例1　35歳女性。「6抜歯術後。症例2　28歳女性。上下両側智歯抜歯術後。症例3　28歳女性8」抜歯術後

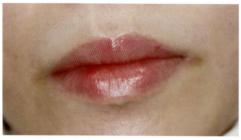

症例1

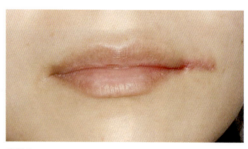

症例2

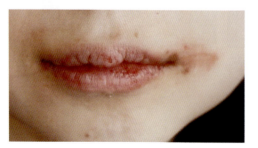

症例3

処置および経過 ゲンタシン軟膏を用いて経過観察をおこなった。紫外線により瘢痕にならないよう、テープを貼付するよう指導した。

5-10 アフタ性口内炎
aphthous stomatitis

アフタは、フィブリンの苔で覆われた直径数 mm の、境界明瞭で、周囲に紅暈をめぐらせた類円形の潰瘍である。ヘルペス性口内炎や帯状疱疹などの小アフタが多発するアフタ性口内炎、原因不明で非再発性の1〜3個のアフタが発現する孤立性アフタ、1〜数個のアフタが周期的あるいは不定期に発現する再発性アフタがある。

疾患のポイント

- 治療は局所の刺激を避け、副腎皮質ステロイド軟膏塗布、口内炎パッチの貼付などが一般的である。
- レーザー照射療法により、疼痛に対して即時的な鎮痛効果が得られる。

症例 患者は 45 歳男性。下唇の疼痛で受診した。

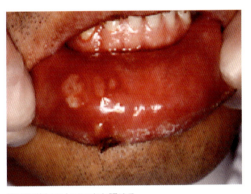

下唇に数個の小アフタを認める。

処置および経過 副腎皮質ステロイド軟膏塗布が行われた。

別症例 舌のアフタに対しレーザー照射療法が行われた症例。

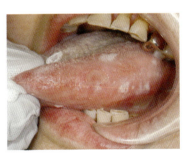 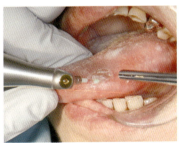 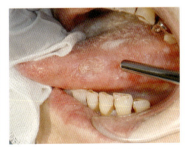

左側舌縁に疼痛を伴うアフタを認める。　　CO_2 レーザーを数秒照射　　照射直後に接触痛の改善がみられた。

5-11 アレルギー性接触粘膜炎

allergic contact mucositis

歯科材料によるアレルギー性接触粘膜炎は金属を原因とするものがほとんどであるが、近年レジン類に関する報告も増加している。その多くがプライマーやボンディング材の成分であるHEMA（2-hydroxyethyl methacrylate）によるものとされている。

疾患のポイント

- アレルギーの治療にはそのアレルゲンとの接触を避ける除去療法が最も確実な方法であり、原因歯科材料の除去が基本となる。
- 歯科治療の翌日か2日後に、原因材料に一致する部位に限局して発赤、腫脹、疼痛が発現することが多い。

症例 患者は42歳女性。かかりつけ歯科にて右側上顎側切歯（2」）にテンポラリーセメントを用いて前装鋳造冠を仮着し、1週間後にHEMA配合レジン強化型グラスアイオノマーセメントを用いて合着した。合着翌日より同部周囲歯肉に発赤、右側上唇粘膜にびらんを認め、原因精査目的に当科を受診。

処置および経過 金属または合着セメントによるアレルギーを疑い、2」の前装鋳造冠および合着セメントを除去した。除去後14日目には発赤、びらんはほぼ消失した。後日行ったパッチテストでNiとHEMA配合レジン強化型グラスアイオノマーセメントに陽性反応を示した。今回合着された前装鋳造冠はNiは含まれていなかったことから、HEMAが原因とされた。

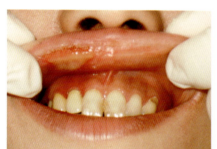

初診時口腔内写真

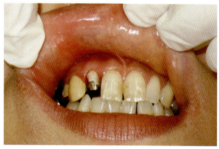

口腔内写真　除去後14日目

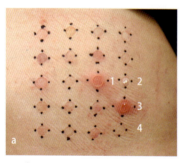

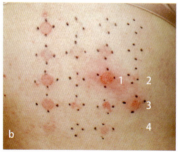

a：パッチテスト貼付48時間後　NiとHEMA配合レジン強化型グラスアイオノマーセメントにおいて陽性反応を示し、紅斑と水疱を認めた。
b：パッチテスト貼付72時間後 Niではさらに紅斑が拡大、水疱も増加し、HEMA配合レジン強化型グラスアイオノマーセメントでは強い紅斑を認めた。

1：Ni
2：従来型グラスアイオノマーセメント
3：HEMA配合レジン強化型グラスアイオノマーセメント
4：HEMAフリーレジン強化型グラスアイオノマーセメント

5-12 スティーブンス・ジョンソン症候群

Stevens-Johnson syndrome：SJS

発熱とともに口腔、眼瞼、外陰部に高度の発赤、びらん、出血などがみられ、さらに全身の皮膚に紅斑、水疱などが認められる重篤な全身感染症である。SJSは口腔粘膜症状が必発であり、接触痛や嚥下痛のために食事摂取が困難となり、栄養状態が急速に悪化するので、全身管理とともに口腔管理が重要となる。

疾患のポイント

- 多くはNSAID、抗菌薬などの医薬品が原因で発症するが、細菌、ウイルスなどの微生物感染症に伴って発症する場合もある。
- スティーブンス・ジョンソン症候群（SJS）と中毒性表皮壊死症（TEN）は、表皮剥離面積の体表面積に対する割合で分類されており、10%未満ではSJS、10〜30%以上でSJS-TEN移行型、30%以上ではTENと診断される。

症例 患者は29歳女性。全身倦怠感を自覚し、感冒薬を内服したが改善せず、左側腋窩部の腫脹と発熱を認めたため、近医内科を受診した。抗菌薬と鎮痛薬を投与されたが、内服3日後に両側上腕に小型紅斑が出現した。応急診療所を受診して漢方薬とアセトアミノフェンを投与されるも改善せず、顔面や頸部に小型紅斑、口唇や口腔粘膜にびらんを認めるようになった。その後、さらに皮疹の範囲が拡大したため他病院に緊急入院となり、SJSと診断された。それまでに処方された内服薬の服用を中止し、プレドニゾロン製剤の点滴投与が開始されるも、40℃台の高熱が継続したため、当院皮膚科へ転院となった。皮膚科では、ステロイドパルス療法と免疫グロブリン製剤静注【Intravenous immune globulin：IVIG】療法による併用療法が施行され、口腔粘膜症状による摂食困難の改善を目的に当科を受診した。

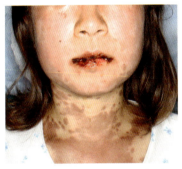

初診時の口腔外写真：体幹、四肢、顔面の皮膚に紅斑が認められ、一部は水疱を伴っている。

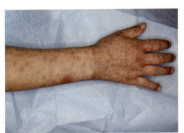

初診時の上肢写真

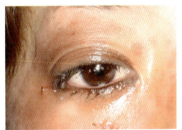

初診時の眼瞼写真：角膜上皮障害が強く、眼瞼結膜、眼球結膜の充血および発赤を認める。

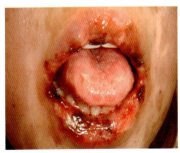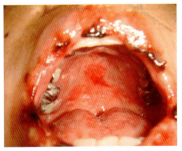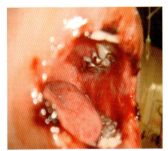

初診時の口唇と口腔内写真：口唇および口腔粘膜全体に摂食痛を伴う発赤、びらん、易出血性を認める。嚥下痛を伴い、経口摂取が困難な状態。

処置および経過 保湿と局所麻酔薬を含んだ含嗽薬での含嗽を指導した。口腔清掃については、ゼリー状の局所麻酔薬を塗布後に綿棒などを用いて痂皮の除去を行い、可能な限りのブラッシングを行ったところ1週間後には全粥と半流動菜が摂取できるようになった。ステロイドパルス療法とIVIG療法との併用療法により、体幹、四肢の水疱の消失、びらんの落屑、上皮化が認められるようになり、口腔においてもびらんや発赤の改善が認められ、口腔管理開始15日後には普通食の摂取が可能となった。その後、退院となった。

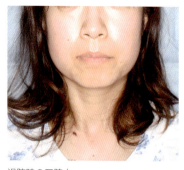

退院時の口腔内

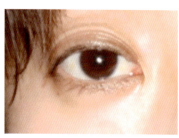

退院時の眼瞼所見

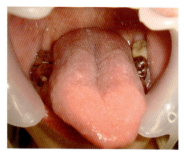
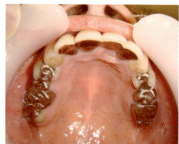
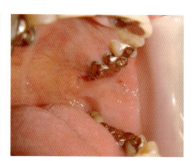

退院時の口腔内所見

5-13　白板症（頬粘膜） 4-06、6-08 参照

leukoplakia

口腔白板症は、WHO の診断基準により「口腔粘膜に生じた摩擦によって除去できない白色の板状あるいは斑状の角化性病変で、臨床的あるいは病理組織学的に他のいかなる疾患にも分類されないような白斑」と定義されている。

疾患のポイント

- 視診上、上皮異形成と上皮内癌との判断がつきにくく、生検による病理組織検査が必要である。
- 前癌病変（潜在性悪性疾患）の一つとされている。

症例　患者は 66 歳女性。かかりつけ歯科の定期検診で右頬粘膜の白斑を指摘され、当院紹介となった。

処置および経過　生検の結果、高度の上皮異形成を認めたため、全身麻酔下にて切除となった。

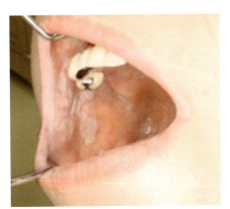

右頬粘膜に白斑を認める。

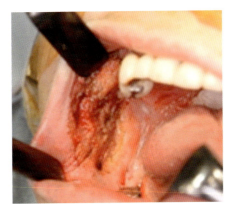

安全域を設けて切除を行った。

別症例

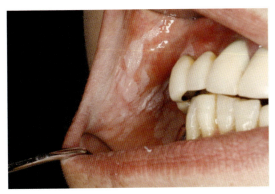

右頬粘膜

5-14 紅板症

erythroplakia

舌、頬粘膜および歯肉などに認める紅斑で、臨床的・病理組織学的に他の疾患に分類されないものを紅板症という。前癌病変（潜在的悪性疾患）の一つとされており、悪性化の可能性は白板症より高く50%前後であるとされる。治療としては外科的切除を行うことが望ましい。

疾患のポイント

- 悪性化の可能性が高いため、積極的な切除と慎重な経過観察が必要となる。
- 鑑別疾患として、扁平苔癬、慢性萎縮性カンジダ症、扁平上皮癌などが挙げられる。

症例 患者は61歳女性。頬粘膜の違和感で受診した。

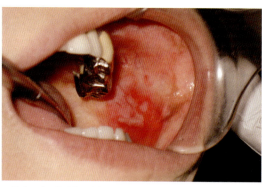

口腔内写真（術前）：左頬粘膜に白斑を伴う紅斑を認める。

処置および経過 生検の結果、高度異型性が認められ、紅板症の臨床診断の下に病変を切除した。

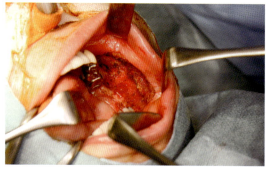

口腔内写真（術中：レーザー切除施行）

5-15 口腔扁平苔癬 4-07 参照

oral lichen planus：OLP

口腔扁平苔癬は、口腔粘膜に白色のレース状変化を呈する慢性炎症性病変である。白斑周囲には発赤やびらんを伴うこともあり、接触痛を認める。頬粘膜に両側性に生じることが多く、歯肉、口蓋、舌、下唇にも見られ、女性に多い傾向にある。金属アレルギー、遺伝的素因、自己免疫疾患などの影響が考えられているが、明確な原因は不明である。治療としてはステロイド軟膏塗布、含嗽剤使用などの保存的治療が選択されることが多い。

疾患のポイント

- 白板症や口腔癌などとの鑑別が困難な症例も多く、生検が重要である。
- 両側頬粘膜の発赤を伴った白斑（白線様病変）は、臨床的に口腔扁平苔癬と診断する有力な根拠となる。

症例 患者は70歳女性。口腔内に違和感および接触痛を自覚し、当科紹介初診となった。

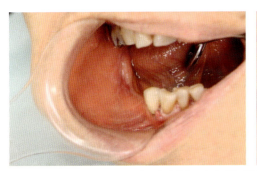 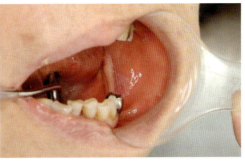

初診時口腔内写真：右下顎小臼歯・大臼歯部、および左下顎大臼歯部歯肉から頬粘膜にかけて白斑、発赤を認める。

処置および経過 初診時に生検を実施し、OLP様の所見であるとの結果を得た。デキサルチン軟膏塗布、アズノール含嗽による保存的治療を開始し、初診から3カ月後には疼痛消失するなど症状の改善を認めた。

別症例

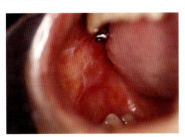 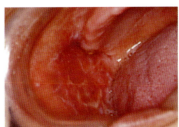 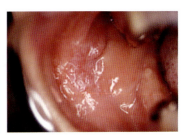

口腔扁平苔癬の別症例1（頬粘膜）　口腔扁平苔癬の別症例2（頬粘膜）　口腔扁平苔癬の別症例3（頬粘膜）

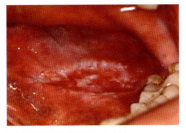

口腔扁平苔癬の別症例4（舌）

5-16 単純疱疹

herpes simplex

単純疱疹ウイルス（herpes simplex virus, HSV-1）の感染によるもの。初感染は小児期に感染するが、ほとんどは不顕性感染で一部のものに疱疹性口内炎が発生する。その後、体内に潜伏したウイルスが宿主の抵抗力が減弱すると活性化して回帰感染を生じ口唇疱疹（口唇ヘルペス）となる。水疱→びらん→痂皮と変化し、約1〜2週間で治癒する。治療は安静、局所洗浄、二次感染予防で抗ウイルス薬を早期に使用する。

疾患のポイント

- 通常、口唇ヘルペスでは、特別な治療は必要ない。
- 単純疱疹ウイルス1型はおもに口唇疱疹などの上半身の病変を、2型は外陰部の性器ヘルペスを中心とする下半身の病変を生じる。

症例 患者は48歳女性。約2週間前に右口角部に小水疱が発生し気になるため受診した。

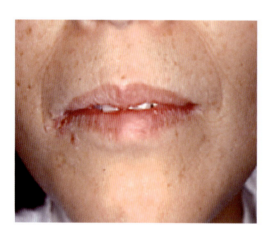

処置および経過 2週間経過し痂皮状態となっていることから、疾患について説明し経過観察とした。

別症例

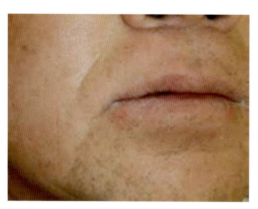

別症例1
下唇の右側口角寄りに散在性に小水疱がみられる。

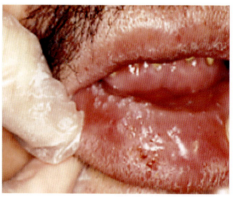

別症例2
下唇内側に小水疱が多数みられる。

5-17 メラニン色素沈着 4-11 参照

melanin pigmentation

メラニン色素沈着の多くは、生理的色素沈着であるが、アジソン病やポイツ・ジェガース症候群などの疾病の一部としてもみられる。前歯部歯肉に好発するが、頰粘膜、口唇粘膜、舌、口蓋にもみられる。

疾患のポイント

- 悪性黒色腫、色素性母斑、外来性色素沈着などとの鑑別に留意する。

症例 必要に応じて生検を行ったうえで、審美的要求があれば CO_2 レーザーによる蒸散などを行う。

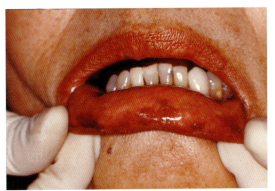

口唇にメラニン色素沈着を認める。

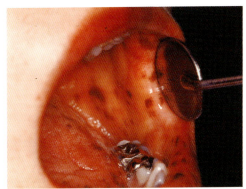

頰粘膜にメラニン色素沈着を認める。

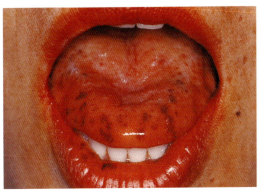

舌にメラニン色素沈着を認める。

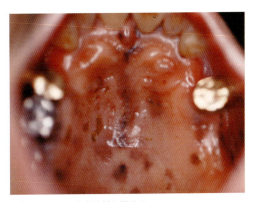

口蓋にメラニン色素沈着を認める。

5-18 フォーダイス斑
Fordyce spot

主として頰粘膜にみられるやや隆起した黄色顆粒状の斑状病変。本来粘膜に存在しない皮脂腺が異所性にみられるもので、病的意義はなく治療は不要である。小児では目立たず、思春期に急増し、成人の間に増加を続ける。

疾患のポイント

- 頰粘膜に両側性に好発する。

症例 頰粘膜のざらつきが気になって受診。

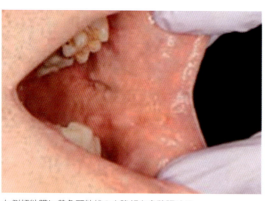
左側頰粘膜に黄色顆粒状の小隆起を多数認める。

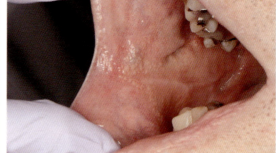
同一症例右側頰粘膜

処置および経過 疾患について説明し、経過観察とした。

5-19 粘液嚢胞（口唇） 6-16 参照

mucocele

小唾液腺の導管から漏れ出た唾液が粘膜下に貯留して生じる嚢胞。好発部位は下唇であるが、口蓋・舌など小唾液腺が存在する部位に発生する。

疾患のポイント

- 基本的には切除を行う。粘液嚢胞は自壊して縮小することはあるが、再発しやすい。
- 切除時に術野に認める小唾液腺は、粘液嚢胞の再発リスクとなるので摘出する。

症例 患者は53歳男性。下唇の腫瘤を主訴に受診した。

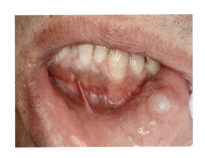

左側下唇に軟性の腫瘤を認める。

処置および経過 局所麻酔下に、CO_2レーザーにて切除した。

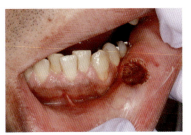 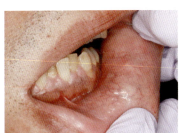

レーザー切除直後　　　　　レーザー切除1カ月

別症例 メスでの摘出。

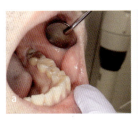 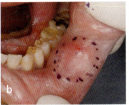 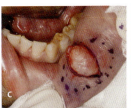 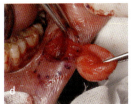

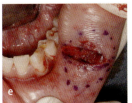 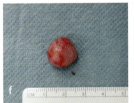 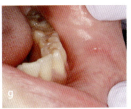

a：初診時、b：摘出前、c：切開時（実線が切開線、点線は腫瘤外縁）、d：摘出時、e：摘出後（術野の小唾液腺も摘出）、f：摘出物、g：術後1カ月

5-20 鼻歯槽嚢胞

nasoalveolar cyst

内側鼻突起、外側鼻突起、上顎突起の癒合部上皮に由来しているという説、鼻涙管原基に由来しているという説がある。かなりまれな嚢胞で、増大すると上顎側切歯と犬歯の歯肉頬移行部付近の口腔前庭に半球形の膨隆を示し、波動が触知される。また、鼻翼付近や鼻前庭に膨隆を現す。

疾患のポイント

- 鼻翼基部の歯槽骨面に好発して鼻翼の付け根から上唇にかけて腫脹し、ときに鼻唇溝の消失をきたす。
- 鼻孔内部の拇指頭大の隆起（Gerber 隆起）をきたすこともある。

症例 患者は 74 歳男性。左側上顎小臼歯部頬側歯肉の腫脹を主訴に近歯科医院を受診。同院で穿刺・吸引により、透明で淡黄色の排膿が認められ、当科を紹介初診となった。

口腔外に明らかな腫脹はみられず、口腔内では左側上顎犬歯小臼歯（|3 4 5 ）部頬側歯肉から歯肉頬移行部にかけてび漫性の腫脹を認めたが、圧痛や自発痛はみられなかった。パノラマエックス線写真では、左上顎洞底線が挙上され、その下方に境界明瞭で内部均一な類円形のエックス線不透過性亢進像が認められた。CT 写真でも、左上顎洞底部に境界明瞭な類円形の腫瘤が認められ、腫瘤の内側には菲薄化した皮質骨が認められたが、外側（頬側歯肉側）には皮質骨はみられなかった。

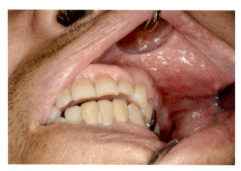

口腔内所見

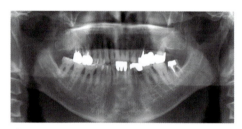

パノラマエックス線写真

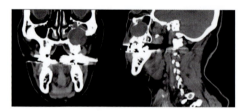

CT 写真

処置および経過 全身麻酔下に嚢胞摘出術が施行された。|3 4 5 部頬側歯肉を剥離すると腫瘤が露出し、腫瘤は顎骨の外に存在していた。|3 4 5 の根尖は露出せず、歯根との交通は認められなかった。病理組織学的検査にて内面を重層扁平上皮、時に線毛円柱上皮または立方上皮で覆われた結合組織が確認され、鼻歯槽嚢胞の診断となった。

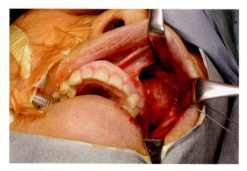

術中写真

5-21 線維腫 6-17 参照
fibroma

反応性の線維性組織の増殖で舌、頬粘膜などにみられる。過形成の場合が多く厳密な意味での腫瘍はまれである。

疾患のポイント

- 誤咬、咬癖や不良補綴物による慢性的な刺激により生じる場合が多い。
- 治療は基本的に切除であるが、慢性的刺激が原因の場合は、刺激の除去が必要である。

症例 患者は44歳男性。頬粘膜腫瘤の誤咬を主訴に受診。左側口角付近の頬粘膜に表面平滑で境界明瞭な腫瘤を認める。表面色は正常粘膜色であった。

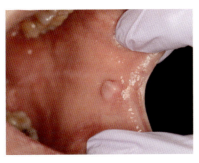

術前口腔内写真

処置および経過 局所麻酔下に、CO_2レーザーにて切除した。

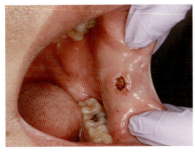

切除直後（切除面はレーザーで蒸散止血）

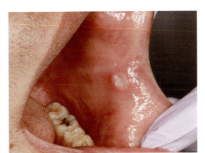

切除1週間後（上皮化途上だが、術後感染、出血など認めなかった）

別症例 右側頬粘膜レーザー切除症例。

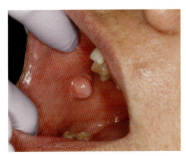

切除前

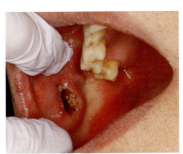

切除直後（切除面はレーザーで蒸散止血）

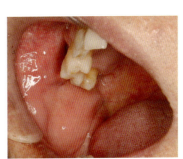

切除1カ月後（粘膜治癒）

5-22 孤立性神経線維腫

solitary neurofibroma

神経線維腫は神経組織に由来する腫瘍で神経線維が存在する全身各部位に発症する。口腔領域では舌が多く、頬部、口蓋、口唇、歯肉などに発生する。また von Recklinghausen 病の 1 症状として多発性に発生することがほとんであり、孤立性に発生することはまれである。

疾患のポイント

- 神経線維腫は末梢の Schwann 細胞および神経鞘の間葉系細胞に由来する良性の腫瘍と考えられており、口腔領域における孤立性神経線維腫の発生はきわめてまれである。
- 予後は神経鞘腫や von Recklinghausen 病と比較して一般的に良好である。

症例 患者は 2 歳男児。上唇の腫瘤に親が気づき、近医歯科医院受診。精査加療目的で当科へ紹介初診となった。全身検索にて神経線維腫症を疑う所見は認めなかった。

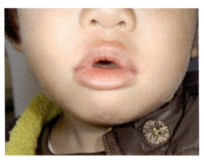

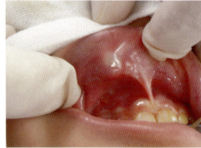

上唇粘膜正中右側に直径 10mm 大の弾性硬の可動性のある腫瘤を認める。

処置および経過 全身麻酔下にて腫瘍摘出術を施行した。上唇粘膜側より切開を加え、周囲組織より腫瘍を鈍的に剝離し摘出した。腫瘍は表面滑沢で被膜のない、白色の充実性組織であった。

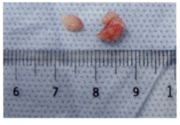

摘出物

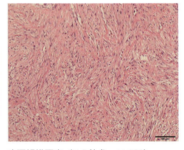

病理組織写真（H-E 染色、×100）
異型性に乏しい波状核を有した紡錘型細胞が結節性腫瘍を形成していた。

別症例 患者は 84 歳女性。頬粘膜の腫瘤を主訴に受診した。右頬粘膜に境界明瞭な外向性腫瘤を認め、表面性状は平滑。皮膚にカフェオレ斑など認めなかった。

処置および経過 局所麻酔下にて頬粘膜腫瘍切除術施行（CO_2 レーザー使用）。

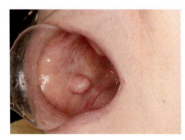

初診時写真

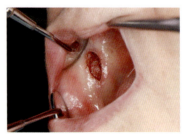

術直後写真

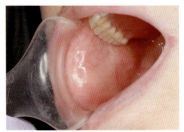

術後 1 カ月

5-23 神経周膜腫

perineurioma

神経周膜腫は通常、神経周膜由来細胞からなる良性腫瘍である。神経周膜腫は、神経内と神経外である軟組織神経周膜腫に分類される。以下の症例は、軟組織神経周膜腫の亜型である叢状型神経周膜腫で、きわめてまれな疾患である。

疾患のポイント

- 非常にまれな疾患であり、診断には免疫組織化学的染色などを加えた総合的な判断が必要である。

症例 患者は43歳男性。左側上唇部に腫瘤を認め、かかりつけ医より紹介となった。

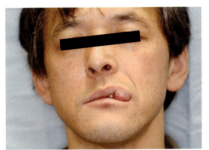

初診時写真

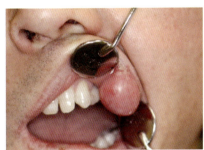

20×19mm。無痛性、弾性軟の腫瘤を認める。

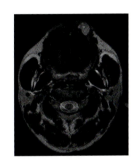

画像所見　MR写真
T2脂肪抑制画像にて高信号と低信号の混在を認める。

処置および経過 全身麻酔下にて上唇腫瘍摘出術施行。上唇粘膜に紡錘形の切開を加えた後、周囲組織から鈍的に剝離し摘出した。腫瘍周囲は被膜に覆われており、粘膜との癒着もなかった。術後5年以上経過した現在も再発は認めない。

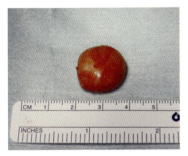

摘出物

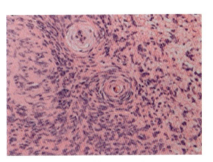

病理組織写真（H-E染色、×200）
小型のやや wavy な核を有する腫瘍細胞がいくつかの結節を形成して叢状の増殖を示す。

5-24 多形腺腫（頬） 4-23、7-09 参照

pleomorphic adenoma

唾液腺腫瘍のなかでも最も頻度が高く、60～65%を占める。耳下腺や口蓋に好発する。きわめて多様な組織像を呈するのが特徴である。腫瘍は類球性で表面は平滑または分葉状を呈し、周囲との境界は明瞭で癒着はみられない。摘出は容易であるが、部分的に被膜が消失していることや腫瘍が被膜内に浸潤していることもある。

疾患のポイント

- 多形腺腫の発育はきわめて遅く、皮下あるいは粘膜下で結節状の緩慢な増殖を示す。
- 外的刺激のないかぎり皮膚、粘膜が潰瘍を形成することはなく、無痛性で不規則な球状の腫瘤として触知される。
- 被膜形成を有する特徴をもつが、被膜の厚さ、硬さなどは症例によって差がある。

症例 患者は27歳男性。左側頬部に無痛性の腫瘤を自覚し、かかりつけ歯科よりの紹介で当科を受診。左頬部皮膚や頬粘膜に腫脹はみられないが、触診により拇指頭大、可動性良好な腫瘤を触知できる。MRIで左側下顎枝前方に境界明瞭な円形のT1低信号、T2高信号像を認める。

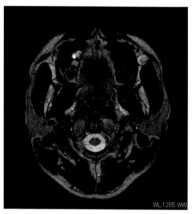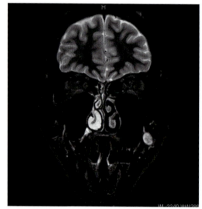

MR写真　T2画像

処置および経過 全身麻酔下に左側頬部腫瘍摘出術を施行した。左側頬粘膜を切開し、鈍的に剝離して腫瘍を摘出した。腫瘍周囲には被膜が認められ、割断面は黄白色で充実性であった。

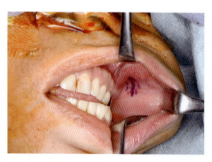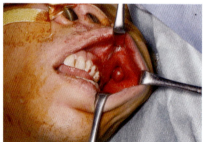

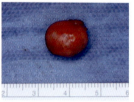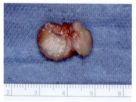

摘出物　　　　割面

5-25 嚢胞腺腫

cystadenoma

嚢胞腺腫は嚢胞形成を特徴とする非常にまれな腺組織由来の良性腫瘍である。線維性の被膜に覆われた限局性の良性腫瘍で、単胞性もしくは多胞性の嚢胞形成が増殖の主体をなす。女性にやや多い傾向があり、平均発生年齢は50歳代である。全身的には卵巣に好発し、顎口腔領域に認めることはまれである。

疾患のポイント

- 顎口腔領域で認めることはまれである。
- 治療法としては外科的切除が推奨されており、予後は良好で再発はまれとされている。

症例 患者は50歳女性。8年ほど前より下唇に腫瘤を認めていたが、疼痛などがなかったため放置していた。同部の腫瘤が消失しないため、精査を目的に当科を受診した。

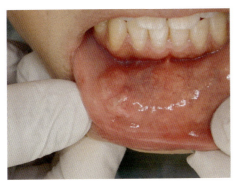
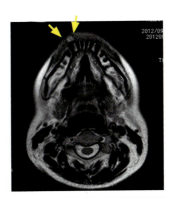

口腔内写真：右側下唇の粘膜下に10mm大の腫瘤を認める。可動性は良好で弾性軟、無痛性。

MR写真：右側下唇にT2強調像で境界明瞭な円形の高信号域を認める。

処置および経過 局所麻酔下に右側下唇腫瘍摘出術を施行した。

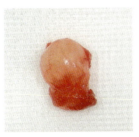
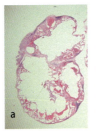

摘出物：腫瘍は被膜に覆われていた。

病理組織写真
a：H-E染色（×12.5）：腫瘤は被膜に囲まれ、内部に嚢胞様構造を認める。小唾液腺の付着を認める。
b：H-E染色（×40）：多房性の嚢胞様構造内部に粘液の貯留を認める。
c：ムチカルミン染色（×200）：嚢胞様腔内の粘液および粘液産生細胞に陽性反応を示している。
d：PAS染色（×200）：嚢胞様腔内の粘液および粘液産生細胞に陽性反応を示している。

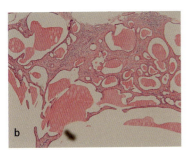
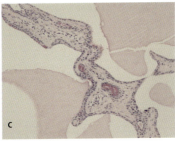
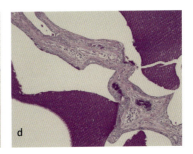

5-26　血管腫（血管奇形） 6-23 参照

hemangioma

血管組織の増生からなる腫瘍で、口腔領域の良性腫瘍のなかでは最も頻度の高いものの一つである。病理組織学的に血管内皮細胞の増殖を認めるものを血管腫、内皮細胞の増殖がなく異型な血管の集合からなるものを血管奇形とする分類もある。血管奇形は毛細血管奇形、静脈奇形、動静脈奇形、リンパ管奇形に分類される。

疾患のポイント

- レーザーによる凝固療法は侵襲が少なく、手術時間が短いことが利点である。欠点は深部に及ぶ病変にはレーザー光が届かないため、部分的な減量にとどまる点である。

症例 患者は59歳女性。口腔内の腫瘤が気になるため受診した。

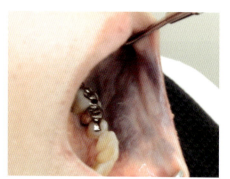
赤唇から左側頬粘膜全体に広がる暗紫色の血管腫を認める。

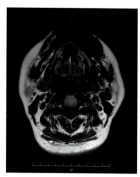
T1画像　　T2画像
MR写真：T2画像では著明に高信号を呈する。

処置および経過 腫瘍の大きさから4回のNd:YAGレーザー照射による凝固術を行い、改善が得られた。

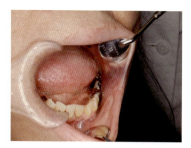
凝固術後の口腔内

別症例

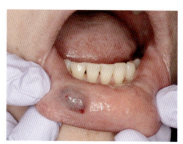
別症例1

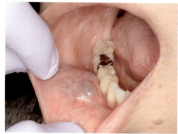
別症例2

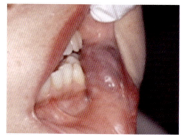
別症例3

5-27 咬筋内血管腫（血管奇形）
intramuscular hemangioma (venous malformation) in masseter muscle

血管腫（血管奇形）は全身に発生しうるが、筋肉内に発生するのは比較的まれであり、0.8% 程度である。筋肉内血管腫（血管奇形）のうち頭頸部領域に発生するものでは咬筋が多い。成因は先天性が 80%、外傷性が 20% である。咬筋内血管腫（血管奇形）では静脈石を伴うことが多い。

疾患のポイント

- 局所所見では咬合時に腫瘤が限局的に突出するという特徴と MRI T2 強調画像で高信号を示すことが多い。
- 治療法は硬化療法を用いることもあるが、外科的摘出が第一選択となる。不十分な切除は再発のリスクもあり、周囲健常筋組織を含めて切除する必要がある。

症例 患者は 40 歳女性。数日前より、右頬部の腫脹・疼痛を自覚し、他院形成外科受診。同院耳鼻咽喉科も受診したが、悪性の可能性も否定し得ないとのことで、当科紹介初診となった。当科来院時は自覚症状に乏しく、大きさに日内変動があるとの訴えがあった。CT 画像では、右側咬筋内に比較的境界明瞭な領域を認めた。また内部に石灰化物と思われる高信号領域を認めた。MR 画像では、同部位に T1 にて low intensity、T2 にて high intensity の領域を認めた。

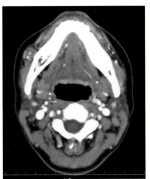
造影 CT 写真

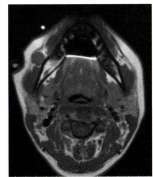
MR 写真（T1 強調）

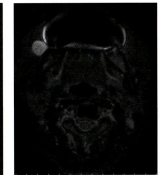
MR 写真（T2 強調）

処置および経過 全身麻酔下に、右側咬筋内血管腫（血管奇形）摘出術を施行した。比較的剥離容易であったが、剥離困難な部位は一部咬筋の切除も行った。組織学的には、小血管が主体で血栓形成を認める静脈奇形であった。

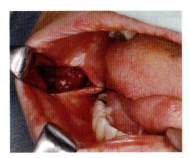
術中写真：咬筋前方部に暗赤色の比較的剥離容易な腫瘤を認めた。

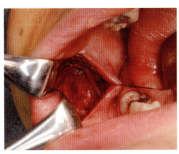
切除後：咬筋の一部を含めて切除し、咬筋切除面が確認できる。

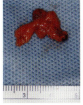
切除物

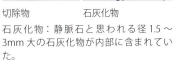
石灰化物

石灰化物：静脈石と思われる径 1.5 ～ 3mm 大の石灰化物が内部に含まれていた。

5-28 口唇癌
carcinoma of lip

口唇癌の発現頻度は口腔領域あるいは頭頸部腫瘍のうちで最も低く、一般に、口腔癌の 0.7〜4% とされている。多くは扁平上皮癌で好発部位は下唇である。

疾患のポイント

- 口唇は、特に審美性・機能性を考慮した治療法を慎重に選択する必要がある部位である。

症例 患者は 67 歳女性。下唇部潰瘍の改善がみられないため受診した。

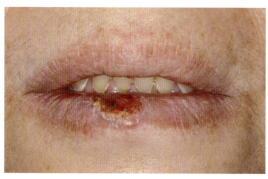

初診時
下唇正中部に痂皮を伴う約 15 × 15mm の潰瘍を認め、潰瘍周囲に硬結を認める。

2 カ月後（手術直前）

処置および経過 生検で扁平上皮癌との診断を得て、全身麻酔下に下唇悪性腫瘍切除術を行った。

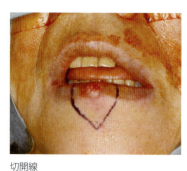 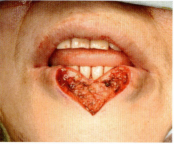 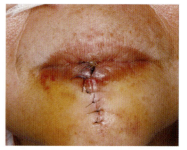

切開線　　　　　　　　切除時　　　　　　　　縫合後

5-29 頬粘膜癌
carcinoma of buccal mucosa

口腔癌のなかで頬粘膜癌の占める割合については、咬みたばこの習慣があるインドや台湾では約30％と高い割合であると報告されているのに対し、欧米や本邦での報告は約10％で、生活習慣による差異があると考えられる。頬粘膜癌はその発生部位から、粘膜のみならず頬部皮膚や上下顎骨といった周辺の組織も治療対象に含まれることも多い。

疾患のポイント

- 原発巣の切除方法として、頬粘膜の局所切除および頬筋を含めた部分切除、腫瘍が完全に切除されるよう、頬粘膜と皮膚を含めて抜き取るように切除するThrough-and-through切除がある。
- 腫瘍が下顎骨、上顎骨または軟口蓋に進展し、これらの周囲組織も合併切除する複合切除も行われる。

症例 患者は58歳男性。数カ月前から右側頬粘膜に腫瘤の形成、接触痛を自覚し、近医歯科医院を受診したところ、精査加療を勧められ当科紹介初診となった。

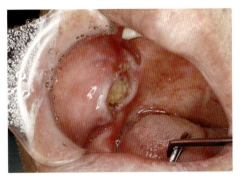

術前口腔内写真：右側頬粘膜小臼歯部〜大臼歯相当部にかけて23×32mmの腫瘤を認め、その中心部に14×14mmの潰瘍形成を認める。

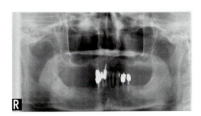

術前パノラマエックス線写真

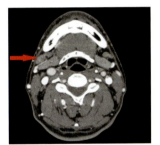

術前CT写真：造影CTにて転移を疑うリンパ節を認める。

処置および経過 術前生検にて扁平上皮癌と診断された。画像検査結果をふまえ右側頬粘膜癌（cT2N1M0）と診断し、全身麻酔下、右側頸部郭清術、右側上顎部分切除術、右側下顎骨辺縁切除術、右側頬粘膜腫瘍切除術、前腕皮弁による即時再建術を施行した。術後放射線治療を行い、その後再発を認めず予後良好である。

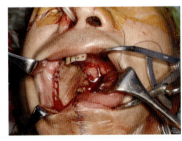

術中写真

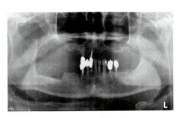

術後パノラマエックス線写真

5-30 粘表皮癌 7-12 参照

mucoepidermoid carcinoma

扁平上皮細胞、粘液産生細胞および導管上皮に似た中間細胞からなる腫瘍で、粘液産生細胞が多い腫瘍は低悪性型、扁平上皮細胞や中間細胞が主体の腫瘍は高悪性型で、両者の頻度はほぼ同数といわれている。好発部位は耳下腺と小唾液腺である。

疾患のポイント

- 低悪性型は発育が緩慢で良性腫瘍を思わせ、診断に苦慮することもある。
- 治療は外科治療が主体となる。

症例 患者は56歳の女性。左側下顎臼後歯肉部から頬粘膜にかけての腫脹を自覚し、他病院歯科口腔外科を受診。精査加療目的に当科紹介初診となった。

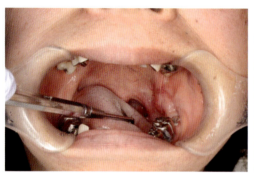
口腔内写真：左側下顎臼後歯肉部に一部潰瘍を伴う弾性硬の腫瘤を認める。

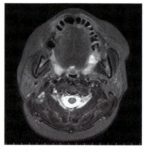
MR（STIR）写真：比較的境界明瞭で内部不均一な高信号域を認める。

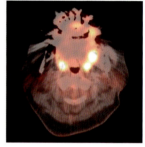
PET-CT写真：左側下顎臼後歯肉部から扁桃前方まで高度FDG集積を認める。

処置および経過 頬部腫瘍の診断で生検施行した結果、粘表皮癌の回答を得た。全身麻酔下にて、左側頬部悪性腫瘍切除術、下顎骨辺縁切除術、前腕皮弁による即時再建術を施行した。

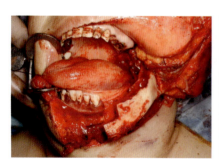
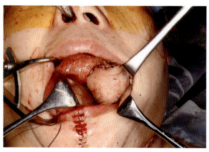

5-31 腺様嚢胞癌 2-35、4-29 参照

adenoid cystic carcinoma

唾液腺悪性腫瘍のうちの一つで、小唾液腺（特に口蓋腺）に多く発生し、大唾液腺では顎下腺と耳下腺に多い。緩慢な発育を示し、神経線維の周囲に浸潤するため神経痛様疼痛を伴うことが多い。再発が多く、所属リンパ節や肺への遠隔臓器転移を起こしやすいため、予後は非常に悪い。

疾患のポイント

- 本症例は術前生検および術中に神経様組織との連続があったことから神経線維腫と推測されたが、全摘標本の病理結果より腺様嚢胞癌の診断が得られた。これは腺様嚢胞癌が神経線維の周囲に浸潤する特徴と一致する。
- 肺への遠隔転移が生じやすい。

症例 患者は79歳男性。口唇腫瘤の精査依頼で受診した。

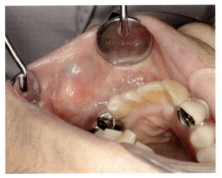
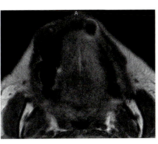
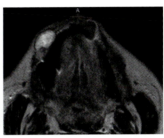

口腔内写真：右側口唇裏面に可動性があり、弾性硬の腫瘤を認める。

MR写真：T1にて低信号

T2にて高信号、23×13mm　境界明瞭な腫瘍を認める。

処置および経過 生検の結果、悪性所見は認められないとのことで、局所麻酔下にて右側上唇腫瘍切除術を施行した。右側上唇に切開を加え、腫瘍を明示したところ、神経様組織との連続を認めた。また前回の生検部の周囲に瘢痕組織を認め、粘膜面を含めて切除を行った。病理検査結果は腺様嚢胞癌の像。ほぼ腫瘍のみが切除された状態で、腫瘍の残存が疑われた。術後のPET-MRIで肺転移を疑う所見が認められ、肺生検の結果、ACCの肺転移の診断を得た。

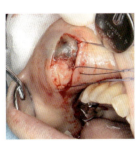
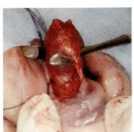
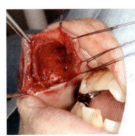
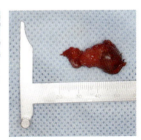

5-32 びまん性大細胞型 B 細胞リンパ腫

diffuse large B-cell lymphoma：DLBCL

頭頸部領域は悪性リンパ腫の好発部位といわれ、特に頸部リンパ節および Waldeyer 輪は発生頻度が高い。口腔外科領域では、全悪性腫瘍に占める悪性リンパ腫の割合が約 7〜9％ とされている。悪性リンパ腫はホジキンリンパ腫と非ホジキンリンパ腫に分類されるが、びまん性大細胞型 B 細胞リンパ腫は非ホジキンリンパ腫のなかで最も頻度の高い組織型である。

疾患のポイント

- 神経症状を有する悪性リンパ腫患者の約半数が、診断が決定する前に神経障害性の症状が発症していると報告されている。
- 神経症状の診断が悪性リンパ腫の早期検出と治療の速やかな開始に寄与すると考えられる。

症例 患者は 73 歳女性。右側顎下部から口唇にかけての知覚鈍麻と疼痛を主訴に来院した。同症状に対する精査加療中、左側頬部に急速な腫脹の増大を認めた。PET-CT 撮影を施行し下顎骨周囲の腫瘤と左側上頸部から顎下にかけてのリンパ節に FDG の高度集積を認めた。

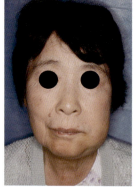
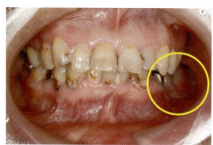
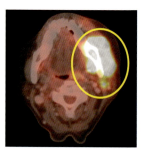

処置および経過 生検の結果、びまん性大細胞型 B 細胞リンパ腫の診断を得た。R-CHOP 療法を 8 クール施行し、R-CHOP 療法施行後の PET-CT 画像で腫瘤の縮小が認められた。

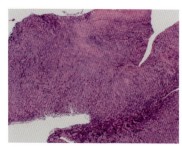
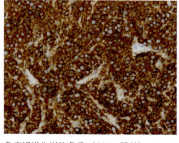
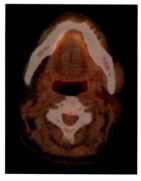

病理組織写真（H-E 染色）　　免疫組織化学染色像（CD20 陽性）

大型の異型リンパ球がびまん性に増殖しており、部分的に胞巣状構造を形成し、毛細血管の増生を伴っていた。免疫染色では、CD20 がびまん性に陽性を示した。

術後 PET-CT 写真

5-33 耳下腺唾石

sialolithiasis of the parotid gland

唾石は唾液腺の導管内の炎症や唾液腺の閉塞によって唾液の流出障害が起こり、脱落上皮、迷入細菌体などを核として、唾液中の石灰塩が沈着して生じる。唾石は顎下腺に好発し、耳下腺、舌下腺、小唾液腺は比較的まれである。

疾患のポイント

- 通常生じにくい耳下腺に唾石ができた理由としては、頬粘膜の頻回の誤咬により唾液の流出障害を生じ、唾石を形成したと考えられる。

症例 患者は62歳男性。頬の裏にしこりがあるため受診。以前に頬粘膜の誤咬を何度も繰り返していた。

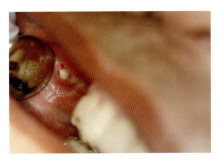

排膿時口腔内写真：右側耳下腺乳頭より排膿を認める。

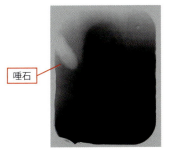

デンタルエックス線写真：唾石を認める。

処置および経過 右側耳下腺乳頭より排膿あり。デンタルエックス線写真にて唾石確認し、局所麻酔下にて唾石摘出術を行った。

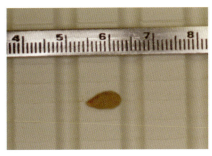

摘出唾石

Chapter6　舌

先天・発育異常	6-01	舌小帯強直症
	6-02	溝状舌
損傷	6-03	リガ・フェーデ病
	6-04	舌裂創
粘膜疾患	6-05	褥創性潰瘍
	6-06	正中菱形舌炎
	6-07	地図状舌
	6-08	白板症（舌）
	6-09	口腔カンジダ症
	6-10	尋常性天疱瘡
	6-11	黒毛舌
	6-12	葉状乳頭肥大
	6-13	アミロイドーシス
	6-14	ハンター舌炎
	6-15	プランマー・ビンソン症候群
囊胞および類似疾患	6-16	Blandin-Nuhn 囊胞（粘液囊胞）
良性腫瘍および類似疾患	6-17	線維種（舌）
	6-18	乳頭腫（舌）
	6-19	脂肪腫
	6-20	顆粒細胞腫
	6-21	神経鞘腫（舌）
	6-22	平滑筋腫
	6-23	血管腫（舌）
	6-24	巨舌症（舌海綿状血管腫）
	6-25	リンパ管腫（リンパ管奇形）（舌）
	6-26	Cowden 症候群
悪性腫瘍	6-27	上皮内癌（舌）
	6-28	早期舌癌
	6-29	進行舌癌
	6-30	紡錘細胞癌
その他	6-31	舌肉芽形成（舌部分切除術術後治癒異常）
	6-32	舌痛症
	6-33	舌下神経麻痺

6-01 舌小帯強直症

ankyloglossia

舌小帯が短いため、舌の前方への突出や後退が制限され、無理に舌を前に出そうとすると舌の先端が中央で陥没したハート型を呈する。舌尖の挙上が必要な r 音が障害される。構音障害を呈する症例では早期に小帯延長術を必要とする。

疾患のポイント

- 新生児期には一般に舌小帯は短く、舌尖付近に付着しており、成長するに従い後退するので、1歳半未満の乳児における舌小帯異常の診断は控える。
- 幼児では摂食あるいは発音に影響がある場合のみ切除適応となる。
- 手術は局所麻酔で行われるが、5歳以下の子どもの場合には全身麻酔下で行われることも多い。

症例 患者は4歳男児。舌が短いことを指摘され受診。舌突出時にハート型を呈する。

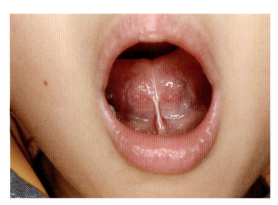
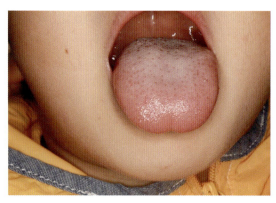

術前

処置および経過 CO_2 レーザーにて舌小帯切除術施行。術後に舌運動訓練を指示した。

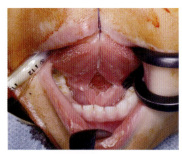
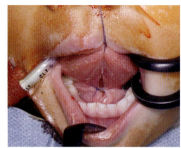

術中　菱形の創面が形成されている。　　中央部を縫合している。

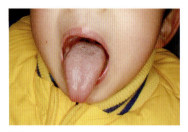

術後

6-02　溝状舌
fissured tongue

舌背表面に多数の溝が形成される状態で、健康な人にもみられるが、家族性に発症したり、全身疾患に付随して出現する頻度が高い。メルカーソン・ローゼンタール症候群の一症状として現れる場合がある。

疾患のポイント

- 溝の部分には舌乳頭が存在しない。
- 地図状舌を合併することが多い。
- 不潔になりやすく、炎症や舌痛を伴う場合には含嗽薬を用いる。

症例 患者は80歳男性。帯状疱疹で受診した患者で、自覚症状はないが、軽度の溝状舌および地図状舌を呈していた。

処置および経過 口腔清掃の指導を行った。

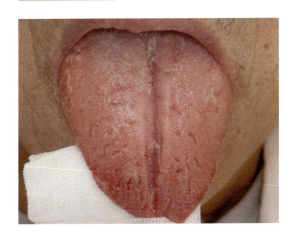

別症例 溝状舌の別症例。患者は81歳女性。

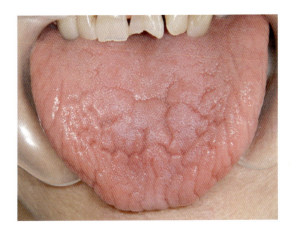

6-03　リガ・フェーデ病
Riga-Fede disease

リガ・フェーデ病とは、新生児または乳児の舌下部に生じる褥瘡性の潰瘍をいう。潰瘍部は肉芽組織の増殖をきたすことがあり、腫瘤様に硬結することもある。原因は哺乳時などに先天歯または萌出中の下顎乳中切歯の切縁が舌下部粘膜を傷つけるためである。

疾患のポイント

- 原因歯が先天歯か下顎乳中切歯かを判別し、治療方針を決定する必要がある。

症例　患者は0歳8カ月女児。舌下面の潰瘍に母親が気づき、増大傾向にあったため当院小児科の紹介で当科を受診。舌下面に約1cm大の潰瘍を認めたが、疼痛訴えはなく食事摂取は良好。下顎乳中切歯が萌出中であり、デンタルエックス線で先天歯ではないことを確認。

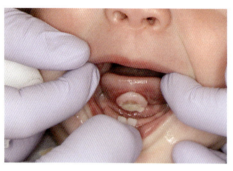

口腔内写真

処置および経過　潰瘍の増大なく慢性化しているためデキサルチン軟膏塗布にて経過観察。今後、潰瘍の改善がない場合や疼痛の訴えを認めた時は、歯の鋭縁部削合を行い、その後も改善なければ歯の抜去をする方針としたが、2カ月後には潰瘍の縮小傾向を認めた。

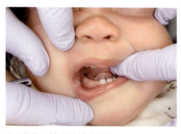
2カ月後　潰瘍は縮小傾向

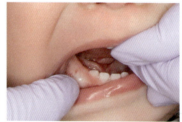
3カ月後　さらに潰瘍は縮小傾向

別症例　この症例では先天歯の抜歯を行った。

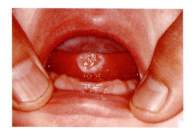

6-04 舌裂創
tongue laceration

裂創などの舌損傷は、誤咬（咬傷）あるいは顎顔面骨骨折や歯の外傷に随伴したり、歯科治療中に切削器具の滑脱（切創）などで生じる。小児では、物をくわえて転倒した際に刺創や裂創をきたすことがある。治療としては異物があれば除去し、創傷の程度に応じて縫合あるいは二期治癒を図る。

疾患のポイント

- 粘膜と異なり、皮膚の場合はできるだけ縫合を行ったほうが審美的に良好な結果が得られるとされている。

症例 患者は1歳男児。舌を咬んで出血したため受診。

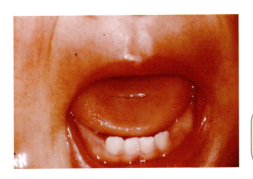

> **症例から学ぶ手技**
> 粘膜の裂創は止血していれば縫合しなくてもよい場合が多い。

処置および経過 すでに止血しており、そのまま経過観察とした。

別症例1 舌裂創の別症例。

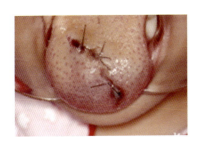

深部に及ぶ裂創で縫合された。

別症例2 口唇裂創の別症例。

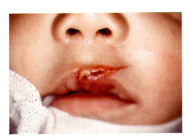 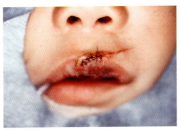

術前　赤唇縁の裂創　　　　　　解剖学的に正しい位置に縫合された。

6-05 褥瘡性潰瘍

decubital ulcer

不適合な義歯や充填物による慢性的な外傷性刺激により生じる。潰瘍は孤立性で辺縁は平坦、有痛性である。舌縁に生じることも多いが、義歯によるものは床縁相当の口腔粘膜に生じる。原因となる刺激が除去されれば短期間で治癒する。

疾患のポイント

- 癌性潰瘍との鑑別（疼痛および周囲の浸潤硬結の有無）が重要で、刺激を除去して1～2週で軽快しない場合は悪性腫瘍を疑う必要がある。

症例 患者は81歳男性。舌の痛みで受診した。

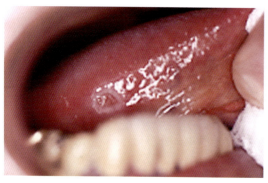

潰瘍周囲に白斑を認める。

処置および経過 原因と思われた歯の鋭縁を削り、軟膏塗布で改善が得られた。

別症例

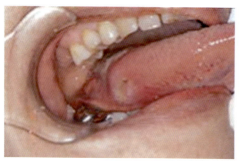

右舌縁の潰瘍で周囲に硬結はない。

6-06 正中菱形舌炎
median rhomboid glossitis

舌正中の後方部で分界溝より前方部分に位置し、舌乳頭を欠如した楕円形ないし菱形の赤色斑として認められる。表面は平滑で、ときに陥凹や隆起した状態を呈する。成人の0.1%に出現し男性に多い。原因は明らかではなく、一般に胎生期の不対結節の沈下不全による一種の形成不全と考えられてきたが、最近はカンジダ感染によると考えられている。

疾患のポイント

- 治療の必要はないが、二次的に炎症が生じていれば抗炎症薬などの治療が必要となる。
- カンジダが検出されれば抗真菌薬などで対処する必要がある。

症例 患者は43歳男性。舌中央部の精査依頼で受診した。舌背正中部に、舌乳頭萎縮、発赤あり。

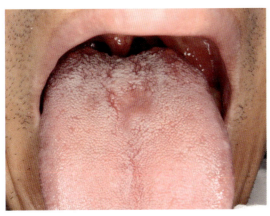

初診時舌背部写真

処置および経過 疼痛があるようなら、保湿・口腔清掃に努めるよう指導。

別症例

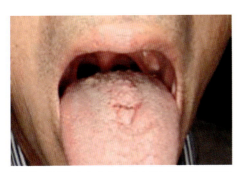

結節状に隆起したタイプ。このような症例では腫瘍などとの鑑別のために生検が行われることも多い。

6-07　地図状舌

geographic tongue

舌背から舌縁に出現する、多数または単独の糸状乳頭の萎縮を伴った直径 1cm 前後の辺縁に赤味のある境界明瞭な病変で、周囲は白色の線で囲まれている。病変の大きさや形態位置などは、日によって変化する。原因は不明で、精神的ストレス、内分泌障害、ビタミンB欠乏などの関与が疑われる。軽度の刺激痛や味覚異常を訴えることもある。

疾患のポイント

- 治療の必要はないが、疼痛などの症状がある場合は含嗽薬を用いる。

症例 36歳男性。舌の荒れを気にして受診。

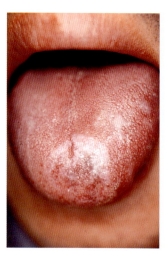

舌尖部に白色の線で囲まれた糸状乳頭の萎縮を伴う病変がみられる。

処置および経過 病態について説明し、そのまま経過観察とした。

別症例

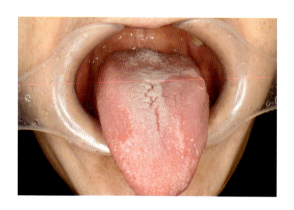

6-08 白板症（舌） 4-06、5-13 参照
leukoplakia

口腔白板症は、WHOの診断基準により「口腔粘膜に生じた摩擦によって除去できない白色の板状あるいは斑状の角化性病変で、臨床的あるいは病理組織学的に他のいかなる疾患にも分類されないような白斑」と定義されている。

疾患のポイント

- 視診上、上皮異形成と上皮内癌との鑑別が難しく、生検による病理組織検査が必要である。
- 舌白板症は歯肉白板症に比べて悪性化しやすい傾向がある。

症例 患者は69歳男性。他病院で生検の結果、高度の上皮異形成を認めたため当院紹介となった。

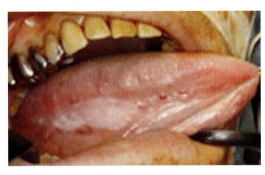

初診時口腔内写真
右舌縁に白斑を認める。

処置および経過 全身麻酔下にて切除を行った。

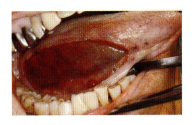

術中写真
安全域を設けて切除を行った。

別症例

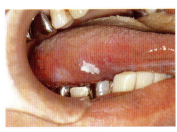

別症例1

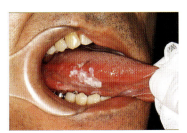

別症例2

6-09 口腔カンジダ症

candidiasis

Candida albicans の感染によるもので消耗性疾患や副腎皮質ステロイド投与、AIDS などに伴う免疫力低下で発症することが多く、抗菌薬投与による日和見感染や口腔清掃不良、義歯装着でも誘発される。乳幼児と高齢者に好発し、偽膜性、紅斑性、肥厚性カンジダ症がある。偽膜性は容易に剥離できる偽膜を伴う白苔がみられるのに対し、紅斑性は粘膜の委縮や広範囲の紅斑を伴う。肥厚性は肉芽腫性変化を伴う。

疾患のポイント

- 紅斑性カンジダ症は口腔乾燥症や口角びらんなどとともにみられることが多い。偽膜性カンジダ症に比べて診断は難しい。

症例 患者は 68 歳女性。腎臓内科にてクリオグロブリン血症の治療中に舌白斑を認めたため紹介受診となった。

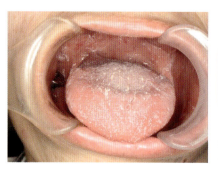

間違えやすい検査のポイント

カンジダ属は口腔常在菌なので、存在が証明されただけでは口腔カンジダ症と断定できない。仮性菌糸の証明が必要である。

初診時口腔内写真：口腔乾燥が著明で容易に剥離する白苔が舌背、口蓋粘膜、左頬粘膜にみられる。

処置および経過 舌苔スワブ検査にて Candida albicans 2+ であり、フロリードゲル 7 日分処方したところ口腔内白苔は消失した。

別症例

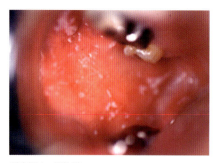

別症例 1：頬粘膜

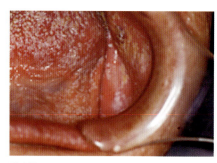

別症例 2

6-10 尋常性天疱瘡

pemphigus vulgaris

尋常性天疱瘡は棘融解性の上皮内小水疱と難治性で有痛性のびらんを形成する自己免疫疾患である。その基本的病態は、表皮細胞間接着装置であるデスモゾームの構成タンパクの一つであるデスモグレインに対する自己抗体が、デスモゾームを破壊して細胞間接着を阻害し水疱ができる。天疱瘡はデスモグレイン1、3が関与しており、血清学的検査で抗デスモグレイン1、3抗体の存在を認める。

疾患のポイント

- 天疱瘡の鑑別診断としては、アフタ性口内炎、扁平苔癬、白板症、性行為感染症、自己免疫疾患（ベーチェット病、クローン病）などが挙げられる。
- 生検による病理組織学的検査と、血清中の抗デスモグレイン1および3抗体の検査が必要となる。

症例 患者は64歳女性。右側頬粘膜に疼痛ならびに膨隆性の潰瘍形成を認め、近医歯科を受診。義歯性潰瘍の診断の下、義歯調整を実施されたが、改善がなく経口摂取が困難になり当科初診となった。

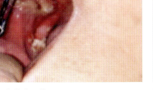
開業医受診時写真

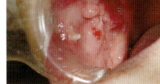
当科初診時写真

処置および経過 栄養指導を行い、抗菌薬・含嗽剤投与などで潰瘍の改善傾向を認めたが、3週間後に症状が悪化し、白色偽膜を形成した。口蓋粘膜・舌縁部は発赤、びらんを呈し、舌下部は易出血性となった。その後水疱形成を認めた。血液検査では、抗デスモグレイン1抗体は53（正常＜14）、抗デスモグレイン3抗体は2,420（正常＜7）で高値を示した。口蓋粘膜病変部より組織学的検査を行ったところ、H-E染色（×20）でリンパ球浸潤、棘融解による表皮内水疱を認め（上段中図）、直接蛍光抗体法（×20）では病変部にIgGの沈着を認めた（上段右図）。皮膚科へ紹介し、プレドニゾロン（以下PSLと略す）20mgより投与開始された。1週間後に口腔内は劇的に改善傾向を認めた。舌下部の水疱、びらんは消失し、口蓋部はびらんの範囲縮小を認めた。

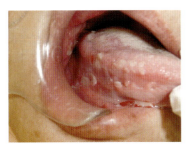
3週経過時写真

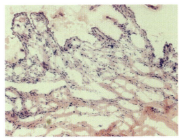
H-E染色（×20）

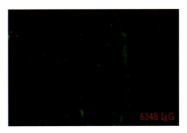
直接蛍光抗体法

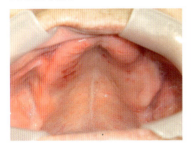
PSL投与1週後

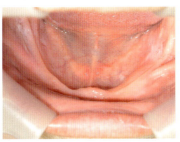

6-11 黒毛舌
black hairy tongue

舌背中央部を中心として、糸状乳頭の伸長と黒色の色素沈着を認める病変。疼痛などの自覚症状は乏しい。発症の原因は、抗菌薬の内服やトローチによる口腔内細菌叢の菌交代現象とされる。黒色を呈するのは、菌による産生色素や、食渣に含まれる金属との結合が原因とされている。

疾患のポイント

- 病歴、特に薬剤服用歴が重要である。
- 治療としては、可能なら原因となる抗菌薬などを中止し、口腔衛生状態の改善を行う。

症例 患者は66歳男性。舌背中央部の白色および黒色変化を自覚して受診。

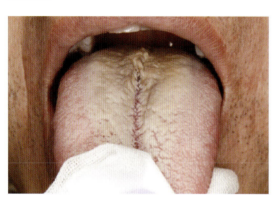

現症：舌背中央部に糸状乳頭の白色毛状変化を認める。
舌背後方部では黒色の着色変化も認める。

処置および経過 大動脈解離手術の施行後で、感染予防のため半年以上継続してダラシン®を内服していた。黒毛舌は抗菌薬内服の影響による変化であることを説明。スポンジブラシによる舌の清掃を指導。

別症例

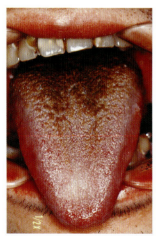
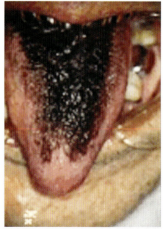

別症例1
茶褐色の色素沈着がみられる。

別症例2
黒色の顕著な色素沈着がみられる。

6-12 葉状乳頭肥大

hypertrophy of foliate papillae

葉状乳頭は舌後方部側縁に位置する細長いヒダ状の乳頭であるが、慢性の刺激や感染によって肥大し、米粒大から小豆大の腫瘤としてみられることがある。舌癌を心配して受診することも少なくない。

疾患のポイント

- 葉状乳頭は個人差が大きく、また左右差があることもある。
- 癌恐怖症患者には十分説明する。

症例 患者は 56 歳女性。舌の奥の腫瘤が気になり受診した。

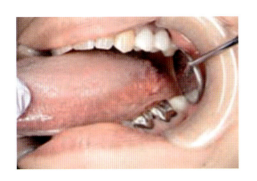

処置および経過 疾患について説明し、経過観察とした。

参照 舌乳頭

・舌には舌乳頭と呼ばれる無数の小さな突起があり、その個々の形から、糸状乳頭、茸状乳頭、葉状乳頭、有郭乳頭に分けられる。
・糸状乳頭は最も小さく数の多い糸状の突起で、舌背全面、特に中部、後部に多く分布し、前方に向かって少なくなる。
・茸状乳頭は上端が膨らんで茸状をなしている乳頭で、数が少なく舌背全体に散在しているが、中部に最も少ない。
・葉状乳頭は舌外側縁の後部で前方は分界溝延長線と舌縁の交点より、後方は口蓋舌弓移行部までの間で、前後に平行して並ぶ 4 ～ 7 条のヒダである。
・有郭乳頭は分界溝のすぐ前に 1 列に並ぶ約 10 個の円形または楕円形の乳頭群である。
・茸状乳頭、葉状乳頭、有郭乳頭には味蕾が存在する。

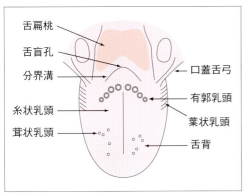

舌の構造

6-13 アミロイドーシス
amyloidosis

アミロイドーシスは線維構造をもつ不溶性蛋白であるアミロイドが、臓器に沈着することによって機能障害を引き起こす疾患の総称である。アミロイドーシスは全身諸臓器にアミロイドが沈着する全身性アミロイドーシスと、ある臓器に限局した沈着を示す限局性アミロイドーシスに大別される。

疾患のポイント

- 限局性アミロイドーシスの一部を除き、特に全身性アミロイドーシスは徐々に進行し予後不良である。
- 全身性アミロイドーシスは多発性骨髄腫の5〜20%に出現するといわれている。

症例 患者は81歳女性。舌尖から舌縁部の腫瘤を認め、他病院口腔外科で生検が行われるも診断に至らず、徐々に増大傾向を示したため紹介初診となった。

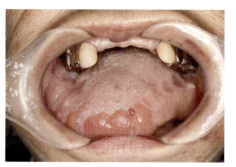
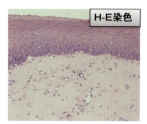
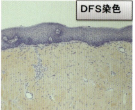

口腔内写真：左右舌縁はびまん性弾性軟に腫脹し、残存歯の圧痕を認める。また、両側頬下部から上頸部にかけて弾性軟の腫脹を認めた。

病理組織学的所見ではH-E染色で、間質全体に無機構造物の沈着が多量に認められ、ダイレクトファストスカーレット（以下DFS）染色にて好酸性構造物の沈着部位に一致して陽性を認めた。

処置および経過 腫瘍内科に対診し、骨髄穿刺にて多発性骨髄腫の診断が得られた。上部・下部消化管内視鏡検査で胃、十二指腸、回腸、上行結腸にアミロイド沈着が確認された。化学療法開始から4カ月後に多臓器不全にて死亡した。

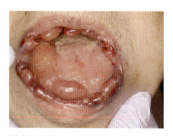
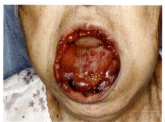
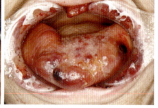

腫瘍血液内科にて化学療法が開始されたが、アミロイドーシスの進行は制御できず、巨舌を呈し、口唇にも多数の腫瘤を認めた。

アミロイド進行に伴い組織が脆弱になり、口腔粘膜からの出血・血腫を広範に認める。

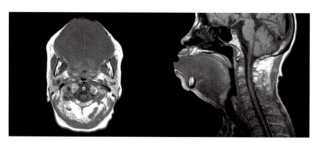

MR写真

6-14 ハンター舌炎

Hunter glossitis

悪性貧血に合併した舌炎を Hunter 舌炎と呼び、一般的にはビタミン B_{12} 欠乏性貧血に伴った萎縮性舌炎を広義の Hunter 舌炎と呼ぶことが多い。ビタミン B_{12} 製剤の注射治療が主に行われており、内服治療は一般的ではないが、ビタミン B_{12} 大量内服で効果を認めた症例も報告されている。

疾患のポイント

- 悪性貧血は巨赤芽球性貧血の一種。胃の切除や萎縮性胃炎などによる内因子の低下によりビタミン B_{12} の吸収障害で生じる貧血。
- Hunter 舌炎は速やかに診断治療することで早期に軽快することが多い疾患であり、舌炎や味覚障害の患者に対しては念頭に置くべきと考えられる。

症例 患者は 58 歳男性。味覚障害を主訴に受診した。舌背部粘膜菲薄、舌乳頭萎縮、発赤あり。口腔乾燥も認めた。

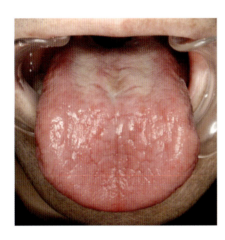

初診時舌背部写真

処置および経過 RBC：$253 \times 10^4/\mu L$、Hb：11.2 g/dL、Ht：31.6 %、ビタミン B_{12}：134 pg/mL と低値で、MCV：125 fL、MCH：44.3 pg と高値であることから悪性貧血とそれに伴う Hunter 舌炎を疑い、血液内科へ紹介。血液内科ではさらに LDH：347 U/L の上昇や Hp < 2 mg/dL の低下などが明らかとなり、ビタミン B_{12} 欠乏性の悪性貧血と確定診断された。治療はメチコバール®錠を初診時から 4 カ月間 1,500 μg/日投与し、4 カ月以降からは 1,000 μg/日に減量された。メチコバール®服用 35 日後には、味覚障害をはじめ、舌の粘膜症状などは全て消失した。

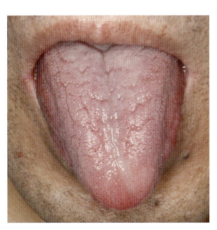

メチコバール®服用 35 日後の舌背部写真

6-15 プランマー・ビンソン症候群
Plummer-Vinson syndrome

鉄欠乏性貧血、舌炎、嚥下困難を3主徴とする症候群で、舌では舌乳頭の消失や舌背の平滑化、舌の灼熱感が、その他、口角炎もみられる。全身的には、動悸、息切れ、易疲労感、顔面蒼白などの貧血症状が現れ、爪のスプーン状変形もみられる。

疾患のポイント

- 鉄欠乏性貧血は小球性低色素性貧血で、月経過多や極端な偏食、鉄の吸収障害を伴う胃腸障害、胃切除などで生じる。
- 鉄剤の投与により貧血が改善すると、舌乳頭が再生し平滑舌も治癒する。
- 出血による二次性の場合も多いので、内科への対診が必要になる。

症例 患者は51歳女性。初診半年前から続く口腔内の痛みを主訴に受診。初診時平滑舌と味覚障害、口角炎を認めた。血液検査でHb7.1g/dL、MCV55.9fL、Ht24.7%、MCH16.1pg、MCHC28.9%、血清鉄5μg/dL、フェリチン3ng/mL、UIBC371μg/dL。既往歴に胃癌手術歴があった。

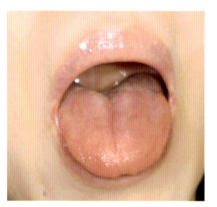

初診時舌背部写真
平滑舌を認める。

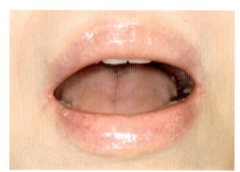

口角炎を認める。

処置および経過 内科対診し、鉄欠乏性貧血の診断の下、鉄剤開始となり、約1カ月で正常値になるとともに口腔内の症状も消失した。

6-16 Blandin-Nuhn 囊胞（粘液囊胞） 5-19 参照

Blandin-Nuhn cyst

小唾液腺あるいは大唾液腺の導管が何らかの原因によって傷害され、唾液の流出障害により発生する唾液腺囊胞。小唾液腺の前舌腺が原因の舌前下面にできるものを Blandin-Nuhn 囊胞と呼ぶ。

疾患のポイント

- 舌尖部下面に左右対称に Blandin-Nuhn 腺と名付けられる小唾液腺（前舌腺）があり、これより生じるものを Blandin-Nuhn 囊胞と呼ぶ。
- 10～30 歳代に好発する。

症例 患者は 25 歳女性。舌前下面に囊胞様病変を認めた。

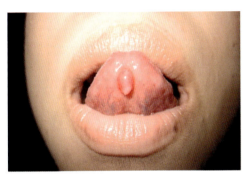

初診時口腔内写真

処置および経過 局所麻酔下にて CO_2 レーザーにて切除を行った。その後、再発を認めず経過良好である

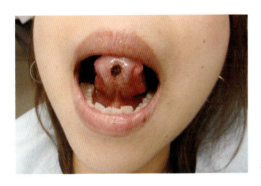

切除後

別症例

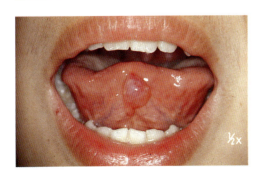

6-17 線維種（舌） 5-21 参照

fibroma

線維芽細胞とコラーゲン線維からなる限局性の線維腫組織の腫瘍性増殖物で、厳密な意味で真の腫瘍であることはまれである。好発年齢は中年以降である。機械的刺激を受けやすい、舌や頰粘膜に好発する。適切に切除されれば、再発しない。術後は不適合補綴物や歯牙鋭縁による機械的刺激を除くことが必要である。

疾患のポイント

- 大部分は慢性刺激や炎症に起因する反応性の過形成病変である。
- 境界明瞭な半球形の小豆大から大豆大の腫瘤として認められることが多く、有茎性あるいは懸垂状になることもある。

症例 患者は70歳女性。右側舌縁に無痛性の腫瘤を自覚し、かかりつけ歯科よりの紹介で受診。右側舌縁に直径3mm程度の腫瘤を認める。

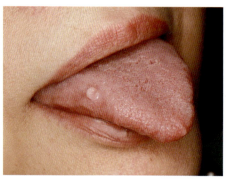

初診時口腔内写真

処置および経過 局所麻酔下に右側舌縁部腫瘍摘出術を施行した。CO_2レーザーで腫瘍基部より切除した。創面を一部蒸散し止血を確認した。腫瘍内部は充実性であった。

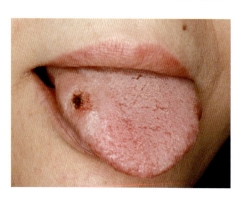 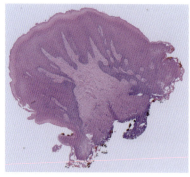

病理組織写真
周囲組織と境界明瞭な線維芽細胞とコラーゲン線維の不規則な旺盛からなる重層扁平上皮で被覆された隆起病変。び漫性の炎症細胞浸潤を伴うことがある。

別症例

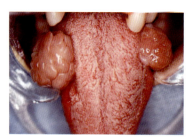

舌両側に生じた比較的大きな線維腫

6-18 乳頭腫（舌）

papilloma

表面が顆粒状の上皮から発生する良性の上皮性腫瘍である。発生原因として慢性刺激のほか、ヒト乳頭腫ウイルス（human papilloma virus：HPV）の関与が指摘されている。

疾患のポイント

- 年齢が上がるとともに発生頻度は高くなる。性差は明らかではない。
- 口腔では舌と口蓋に好発するが、歯肉、口唇や頬粘膜などにも認められる。
- 有茎性あるいは広基性で乳頭状の腫瘤としてみられる。

症例 患者は 77 歳女性。数年前より舌縁に腫瘤を自覚。かかりつけ歯科で義歯接触が原因と考えられ数回義歯新製を行ったが、症状に変化を認めず受診となった。右舌縁に直径 4mm ほどの白色の乳頭状腫瘤を認める。疼痛などの自覚症状は認めない。

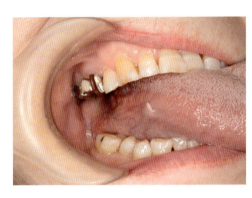

初診時口腔内写真

処置および経過 局所麻酔下に右側舌縁部腫瘤切除術を施行した。CO_2 レーザーで腫瘤基部より切除した。創面を一部蒸散し止血を確認した。

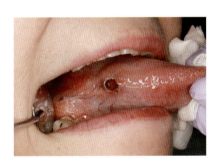

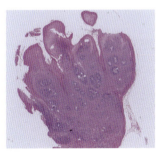

病理組織写真
重層扁平上皮が乳頭状に増殖し、それに伴って間質が増生する。表層は真性過角化あるいは錯角化し、有棘細胞層の肥厚と基底細胞での核分裂像がみられるが、細胞の異型性は少ない。

別症例 口蓋の乳頭腫。

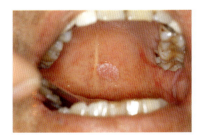

6-19 脂肪腫

lipoma

脂肪腫は成熟した脂肪組織の増殖からなる腫瘍。40歳以降の成人に多く、脂肪組織が存在する身体のどの部位にも生じるが、口腔内では、頬粘膜、舌や口底に好発する。治療は一般的に腫瘍摘出術が行われ、被膜によって被覆されているため、再発は少ない。

疾患のポイント

- MR画像では、STIR（脂肪抑制）像で低信号を示し、T2像では高信号を示す。

症例 患者は52歳男性。左側舌の腫脹を主訴に受診した。左側舌縁に直径10mm程度の弾性硬の表面性状平滑な腫瘤を認める。

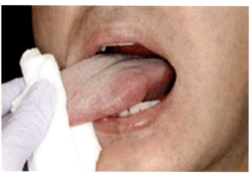

初診時写真

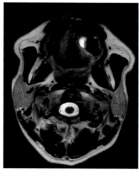

MR写真 T2像

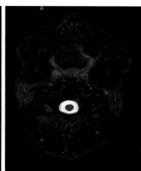

MR写真 STIR像

検査のポイント
脂肪腫の診断はMRIが有効。

処置および経過 局所麻酔下で摘出された。

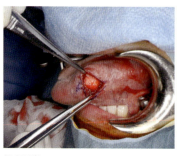

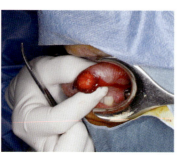

術中写真

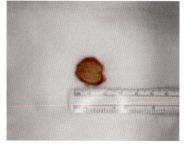

摘出物：内部は黄色を呈している。

6-20 顆粒細胞腫

granular cell tumor

顆粒細胞腫は細胞質内に好酸性の顆粒状構造物を有するまれな良性腫瘍で、その本態や組織由来については不明な点が多い。皮膚や口腔など軟組織に発症し、わが国の発症頻度は良性軟組織腫瘍の 0.43％と報告されている。口腔領域は皮膚に次ぐ発症領域で、約 70％が舌に発症し、次いで頬粘膜、口唇に発症する。

疾患のポイント

- 鑑別疾患としては、神経鞘腫、神経線維腫、脂肪腫、乳頭腫などが挙げられるが、本疾患は臨床像として特筆すべき所見はなく、確定診断として病理組織学的検査が必要である。
- 被膜を有さないため、結合組織や筋組織に混入することや、悪性例、多発例の報告もあることから、健常組織を含めての切除が望ましいとされる。

症例 患者は 45 歳女性。左側舌背部の腫瘤を自覚し、かかりつけ歯科よりの紹介で当科を受診。左側舌背部の表層に表面滑沢で周囲よりやや赤色を呈する比較的境界明瞭な 15 × 15 mm の腫瘤を認めた。腫瘤は弾性硬で可動性に乏しく軽度の接触痛を有していた。MRI で舌表層に比較的境界明瞭な軟組織腫瘤を認め、T2 強調像では、筋組織に比べやや高い均一な信号強度を示した。

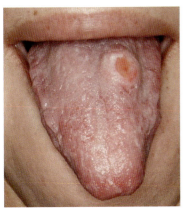
初診時口腔内写真

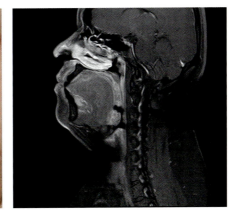
MR 写真　T2 画像

処置および経過 舌良性腫瘍の診断下で組織生検を行い、病理組織学的に顆粒細胞腫と診断された。その後全身麻酔下で、腫瘍切除術を行った。腫瘍は周囲の正常組織を約 5mm 付けて切除し、縫縮した。

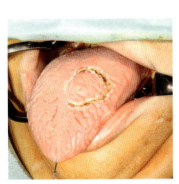
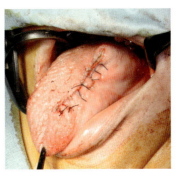

6-21 神経鞘腫（舌） 2-31 参照

schwannoma

神経鞘腫は、外胚葉由来の Schwann 細胞を起源とし、全身の良性軟部組織腫瘍の 10.2％ を占め、血管腫、脂肪腫に次いで多いが、顎口腔領域では、腫瘍中の 1.5％ を占めるに過ぎないとされている。口腔内では舌に発生する頻度が最も高いとされている。

疾患のポイント

- 好発年齢は 10 ～ 20 歳代であり、男女差は無いか、やや女性に多い。
- 臨床所見として、無痛性、弾性硬の腫瘤であり、正常粘膜に被覆され、境界明瞭であり、一般的に臨床症状からの鑑別診断は困難な場合が多い。
- 予後は良好とされているが、まれに再発、悪性化した例がある。

症例 患者は 17 歳女性。2 カ月前より舌に腫瘤を認めたが改善しないため、かかりつけ歯科医院を受診し、加療目的のため当科紹介初診となった。

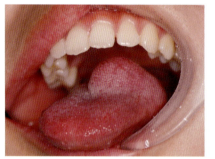
左側舌背部に 30mm 程度の可動性のある弾性硬の無痛性の腫瘤を認める。表面粘膜は平滑で正常粘膜色を呈している。

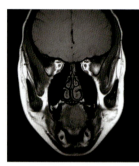
T1 強調画像

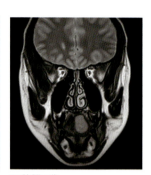
T2 強調画像

MR 写真：T1 強調画像でわずかに高信号、T2 強調画像で不均一な高信号を示す。

処置および経過 全身麻酔下にて腫瘍摘出術を施行した。腫瘍は被膜に覆われており、周囲組織との癒着はなく、摘出は容易であった。なお、末梢神経との関係は不明であり、母神経の確認はできなかった。摘出物は被膜構造を有する腫瘍で、割面は白色充実性であった。

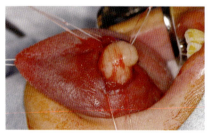
術中写真

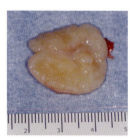
摘出物

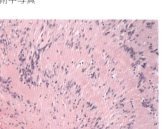
H-E 染色

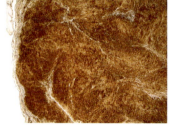
免疫染色

病理組織写真：病理組織学的には、紡錘形細胞が束状に配列して密に増生する像がみられ、核の柵状配列が目立つ。免疫染色では S-100 タンパクがび慢性に陽性を認める。

6-22 平滑筋腫
leiomyoma

平滑筋腫は平滑筋由来の非上皮性良性腫瘍で、子宮や消化管、皮膚に好発する。口腔領域では平滑筋組織が乏しいためまれとされている。

疾患のポイント

- 神経鞘腫、神経線維腫、血管腫などとの鑑別が必要で、α-smooth muscle actin や desmin、S-100、vimentin などの免疫組織化学的な検討が有用であるとされる。

症例 患者は25歳女性。舌腫瘤増大を自覚し、かかりつけ歯科より当院に紹介となった。右側舌縁部に境界明瞭な 18 × 7mm 大、可動性、無痛性、弾性硬の腫瘤を認めた。

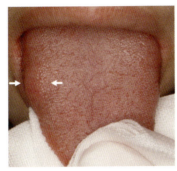

初診時口腔内写真
右側舌縁部に腫瘤を認める（矢印）。

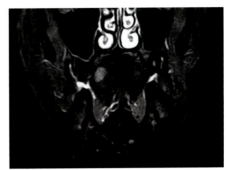

MR写真（T2脂肪抑制像）
病変は高信号を示す。

処置および経過 全身麻酔下にて舌腫瘍摘出術を施行した。病変直上の舌粘膜に紡錘形の切開を加えた後、周囲組織から被膜に覆われた病変を鈍的に剝離し摘出した。周囲組織との癒着は認めず、創部は縫縮した。

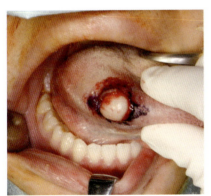

術中写真

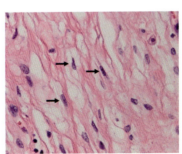

H-E染色（×400）

病理組織写真
膠原線維の波状配列がみられる。まばらに配列する葉巻状核をもつ短紡錘形細胞および、好酸性の線維様構造物を認める。

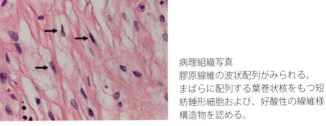

免疫組織化学染色像：S-100（×400）
紡錘形細胞は陰性

免疫組織化学染色像：αSMA（×400）
紡錘形細胞はびまん性に強い陽性を示す

免疫組織化学染色像：desmin（×400）
紡錘形細胞は陽性に染色される

6-23 血管腫（舌） 5-26 参照

hemangioma

多くは出生後の数週以内に発生し、徐々に増大しその後数年間で退縮することが多いが、高齢になって発現することもある。過誤腫とも考えられている。好発部位は口腔内では舌、口唇、頰粘膜である。境界は比較的明瞭で弾性軟、暗紫色の不整形の腫瘤を示しガラス板などで圧迫すると退色を示すことも特徴の一つである。

疾患のポイント

- T2強調MRIで高信号領域となり、静脈石を認めることもある。
- 治療としては比較的小さい場合は外科的療法を施行することもあるが、レーザー療法が一般的である。液体窒素による凍結療法や、梱包療法などを行うこともある。
- レーザー凝固術では、1週間ほどして後出血が起こることもまれにあるので注意する。

症例 患者は61歳男性。20年以上前より舌前方に腫瘤を認めていた。舌背前方に15×15mm程度の青紫色の腫瘤を認めた。

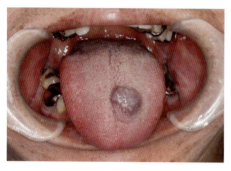

初診時口腔内写真

処置および経過 Nd:YAGレーザーによる血管腫凝固術を行った。

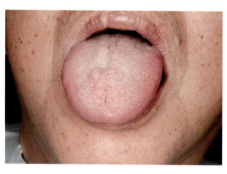

処置1カ月後

別症例

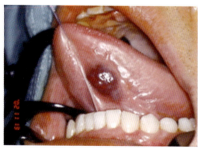

舌血管腫の別症例1
舌下面

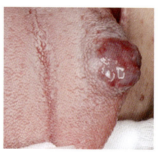

舌血管腫の別症例2
舌縁

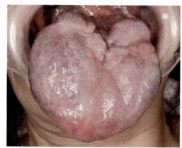

舌血管腫の別症例3
舌全体

6-24 巨舌症（舌海綿状血管腫）

macroglossia

巨舌症は舌が大きく、安静時に固有口腔からはみだす状態をいう。代謝異常および沈着症によるものが多く、下垂体機能亢進症、クレチン病、Down症候群、アミロイドーシスなどでみられる。また腫瘍性として、舌に生じた血管腫、リンパ管腫、脂肪腫などでもみられる。症状としては、舌の誤咬、開咬による口腔乾燥、発音・嚥下障害、流涎、上気道感染などがある。

疾患のポイント

- 巨舌症の問題点としては、気道閉塞、咬合異常、構音障害などがある。
- 血管腫による巨舌症では出血への対応が重要となる。
- 治療としては舌縮小術が行われるが、対症療法のみとなる場合も多い。

症例 患者は42歳男性。下顎前歯が舌に当たって痛いため受診した。海綿状血管腫による巨舌症で、舌下面に下顎前歯が接触し、口唇閉鎖不全が認められた。

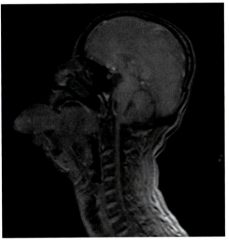
MR写真：口唇閉鎖不能で舌がはみ出している。

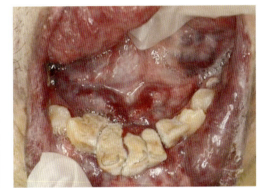
下顎前歯部に著明な歯石の沈着を認める。

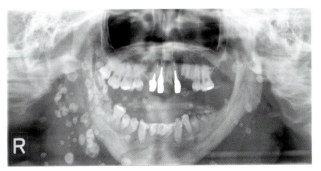
下顎骨周囲に多数の静脈石を認める。

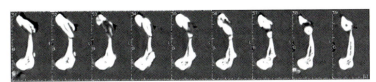
下顎前歯部歯槽骨の頰舌的吸収を認める。

処置および経過 止血に注意して、下顎前歯（2 1|1）を抜歯し症状を改善した。血管腫については硬化療法での治療を予定した。

6-25　リンパ管腫（リンパ管奇形）（舌）
lymphangioma

血管腫と同様に、リンパ管の発育異常、拡張によるもので過誤腫として考えられている。好発部位は口腔内では舌、口唇、頬粘膜である。粘膜表面が透明感のある小顆粒状病変で、赤色斑が混在することもある。ときに巨舌症を呈する。

疾患のポイント

- 外科的切除やレーザー蒸散による減量、あるいは硬化療法が行われる。

症例 患者は6歳女児。以前より舌背から左舌縁にかけて腫瘤を認め、受診となった。

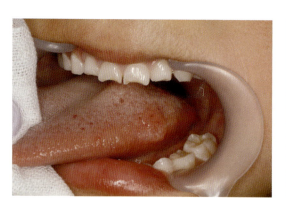
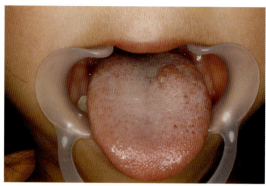

処置および経過 CO_2 レーザーによる蒸散で減量し、経過観察となった。

別症例 7歳女児。舌全体に拡がり巨舌症を呈する。

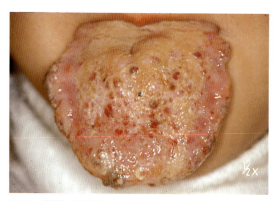

舌リンパ管腫の別症例

6-26 Cowden 症候群

Cowden's syndrome

Cowden 症候群はまれな常染色体優性遺伝性疾患である。特徴的な皮膚粘膜病変と全身臓器に過形成や過誤腫を合併し、経年的に乳腺・甲状腺・泌尿器などへの悪性腫瘍の発生率が上昇することが知られている。

疾患のポイント

- Cowden 症候群で重要なのは、経年的に上昇する悪性腫瘍の合併である。したがって本疾患が疑われた場合、他科と連携しての全身臓器の悪性腫瘍の合併の有無の探索や経過観察が必要である。

症例 患者は 65 歳男性。右側下顎の腫脹を主訴に受診した。右側下顎歯肉に易出血性の潰瘍を認めた。頰粘膜・舌・口蓋粘膜全域に乳頭腫様腫瘤を認めた。

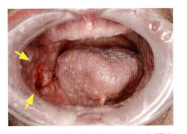

術前口腔内写真：潰瘍をともなった腫瘤を認める。

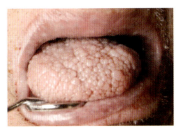

頰粘膜、舌、口蓋粘膜全体に広がる乳頭腫様腫瘤を認める。生検にて神経線維腫の診断が得られた。

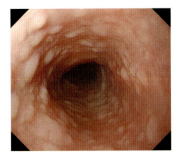

食道全体に白色小隆起が散在している。

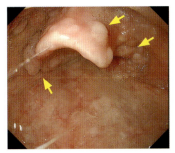

中咽頭～下咽頭にかけて乳頭腫様変化を認める。

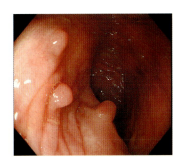

下部内視鏡検査では大腸に多発性ポリープを認める。

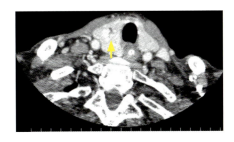

甲状腺右葉に低濃度域を認め、耳鼻科にて細胞診の結果悪性所見なく腺腫と診断された。

処置および経過 口腔内潰瘍部と潰瘍周囲の腫瘤から生検し、扁平上皮癌（cT4N2bN0）の診断を得て、全身麻酔下にて右側頸部郭清術・右側下顎半側切除術・腹直筋皮弁による即時再建術を施行した。

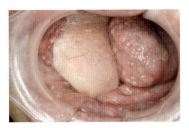

術後

6-27 上皮内癌（舌）

carcinoma in situ

上皮内腫瘍とも呼ばれ、癌細胞が基底膜を破って浸潤しておらず、上皮下に広がっていない状態。

疾患のポイント

- 視診上、上皮異形成と上皮内癌との鑑別が難しく、生検による病理組織検査が必要である。

症例 患者は 57 歳女性。他病院より舌平滑部の精査を目的に紹介され来院。

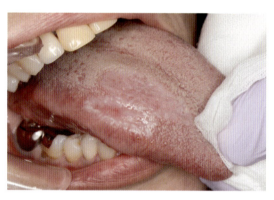

初診時口腔内写真
右側舌背〜舌縁部にかけて病変を認める。

処置および経過 生検の結果、上皮内癌と診断された。ルゴール液にて同部に不染域を認め、安全域を含めて全身麻酔下にて切除を行った。

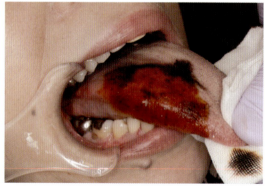

ルゴール染色時
同部に不染域を認める。

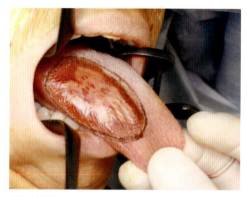

手術中写真
安全域を設けて切除を行った。

6-28　早期舌癌
early tongue cancer

舌癌は口腔癌のなかで最も頻度が高く舌縁部に多く発現する。このなかで早期舌癌は、病変の大きさが比較的小さく（T1、T2）、かつ所属リンパ節転移がないものをいう。確定診断には生検を施行し、CT、MRI、PETおよび頸部エコーを組み合わせて腫瘍の進展範囲や転移の有無を精査する。治療は外科的切除が第一選択となり、T1、earlyT2は舌部分切除術が選択され、lateT2は原発巣切除に加えて、頸部郭清術が必要となる。標準的治療を行えば、5年生存率は90%が得られる。

疾患のポイント

- 初期の場合は粘膜疾患との鑑別が困難な場合がある。
- 腫瘍から10〜15mm安全域を設けて切除する。
- 切除にあたりルゴールを用いた生体染色を行い、周囲の異形上皮も確実に切除する必要がある。

症例　57歳の男性。10年より舌の誤咬で右側舌縁部に白斑を認めていた。かかりつけ歯科受診後、精査目的に当科初診。右側舌縁部に32×12mmの白斑を伴った潰瘍を認める。明らかな頸部リンパ節転移や遠隔転移は認めなかった（cT2N0M0）。

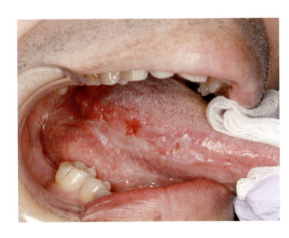

口腔内写真

処置および経過　全身麻酔下にて右側舌部分切除術を施行。病理結果は、扁平上皮癌（pT2）であった。現在まで再発や転移は認めず、経過良好である。

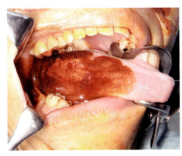　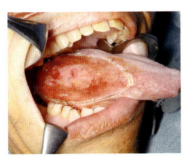　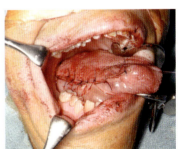

術中写真　ルゴール染色　　切除範囲決定　　縫合後

> 別症例

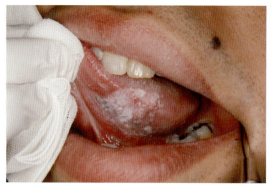

別症例1　白斑型

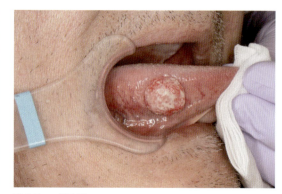

別症例2　膨隆型

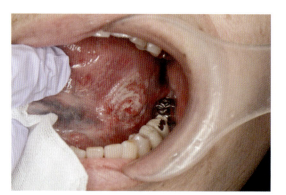

別症例3　肉芽型

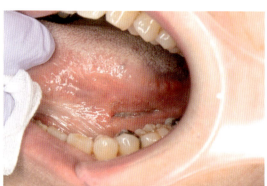

別症例4　潰瘍型

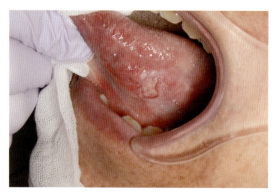

別症例5　びらん型

6-29 進行舌癌
advanced tongue cancer

舌癌のなかで早期舌癌よりも進行したものを進行舌癌といい、一般的には UICC 分類の Stage III、IVに相当する。治療は外科的切除が第一選択となり、原発巣切除に加えて、頸部郭清術が必要となる。また、切除範囲が大きい場合は、術前より形成外科と連携し、最善な再建方法を検討する。標準的治療を行えば、5 年生存率は約 70% が得られる。

疾患のポイント

- 患者の QOL の低下を避けることはできず、早期発見、早期治療が重要である。
- NCCN ガイドラインに沿った治療として、腫瘍断端陽性もしくは頸部リンパ節の節外浸潤を認める場合は化学放射線治療を追加することが推奨される。
- 術後 2 年間は再発や転移のリスクが高く、また術後 5 年間は慎重な経過観察を行う。

症例 77 歳の女性。右側舌縁の腫瘤を自覚し、近口腔外科受診後、悪性腫瘍の疑いがあり、精査目的に当科紹介初診となった。右側舌縁部 30 × 26mm の外向性腫瘤、その後方にびらんや白斑点を認める。造影CT 深度 12mm であった。右側上内深頸領域に転移を疑うリンパ節を認めた。

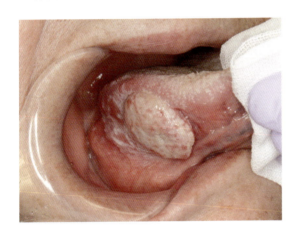

口腔内写真

処置および経過 全身麻酔下にて気管切開術、右側根治的頸部郭清術変法、舌可動部半側切除術、前腕皮弁による即時再建術を施行した。

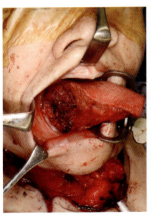

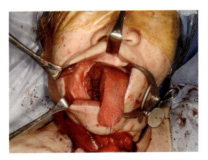

腫瘤切除後

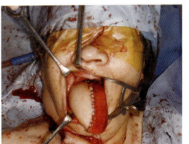

前腕皮弁縫合後

術中写真

別症例

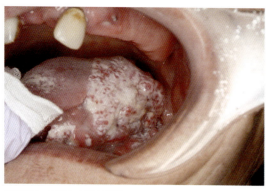

別症例 1　白斑および肉芽型

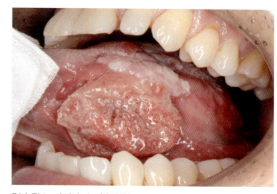

別症例 2　白斑および膨隆型

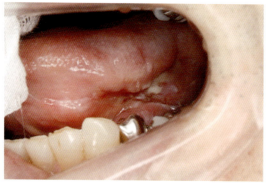

別症例 3　潰瘍型

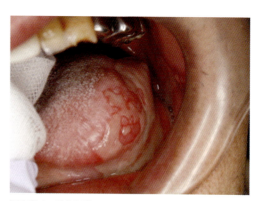

別症例 4　びらん型

6-30 紡錘細胞癌
spindle cell caricinoma

紡錘細胞癌は扁平上皮癌の組織像と、紡錘形細胞の肉腫様増殖像という、二相性の悪性像を呈する腫瘍であり、扁平上皮癌の一亜型とされている。本腫瘍は上部消化管や皮膚に比較的多く認められるが、口腔領域における発生はまれである。

疾患のポイント

- 紡錘細胞癌は、リンパ節・肺への転移率が高く進行も急速であるため、初診時にすでに頸部転移や遠隔転移を生じていることも少なくない。
- 早期頸部転移や遠隔転移を生じる可能性を考慮に入れた治療方針の決定が必要である。

症例 患者は88歳女性。舌の腫瘤を自覚したが症状もないため放置。その後、舌腫瘤の急激な増大を認め、咀嚼・構音困難となり、近病院歯科口腔外科を受診し当科紹介初診となった。術前画像検査を施行し、明らかな頸部転移、遠隔転移はなく、臨床診断は舌癌と診断し、手術予定となった。

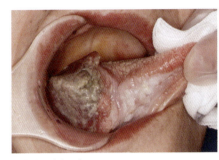
初診時口腔内写真

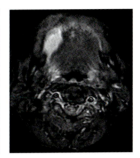
初診時MR写真

処置および経過 全身麻酔下にて舌部分切除術を施行予定としていたが、急速な腫瘍の増大に伴う腫瘍からの出血のために緊急手術となり、全身麻酔下に舌部分切除術を施行した。手術2週後に頸部後発転移が顕在化したため、全身麻酔下に右側頸部郭清術を施行した。さらに頸部郭清の1カ月後、胸部CTにて多発肺転移を認めた。その後、四肢の疼痛と、食事摂取量の低下などがあり、初診より96日後に永眠された。

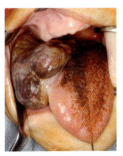
初回手術時口腔内写真

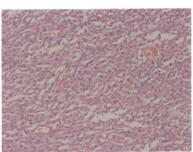
H-E標本

病理組織写真
腫大した核や大小不同を伴う紡錘形の異型細胞が線維性間質を伴いシート状に増殖。角化傾向は、はっきりしない。拡張した毛細血管も散見される。

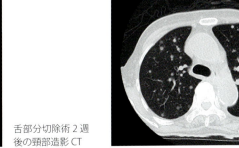

舌部分切除術2週後の頸部造影CT

頸部郭清術1カ月後の胸部CT（多発肺転移を認める）

6-31 舌肉芽形成（舌部分切除術術後治癒異常）
formation of granulation tissue

舌部分切除術術後の経過観察中、弾性軟で有茎性の顕著な肉芽形成を認めることがある。この原因については、創面が大きい場合や感染源が存在すると生じやすいとされるが、明らかではない。神戸大学では舌癌や舌前癌病変に対し、縫縮または吸収性ポリグリコール酸シート（PGA シート）とフィブリン糊で創面処理を行った舌部分切除術術後の患者 112 例中 17 例に発生した。

疾患のポイント

- 咬合歯列異常は、創部への持続的刺激によって肉芽の増生を増強すると考えられる。
- 舌部分切除術後の肉芽は、治癒までの期間延長や、腫瘍再発の可能性もあるため、早期切除が望ましい。

症例 患者は 75 歳女性。白板症の診断で舌部分切除を行い PGA シートを貼付した。術後 33 日目に腫瘤を認め、その後増大傾向を認めた。

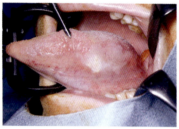
左側舌に白斑を認める。

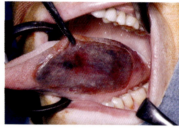
舌部分切除を行い PGA シートを貼付

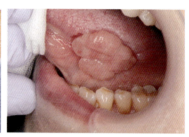
舌部分切除術後に生じた肉芽

処置および経過 術後 63 日目に局所麻酔下で切除し肉芽組織の病理診断を得た。咬合調整も行い、その後肉芽の形成は認めなかった。

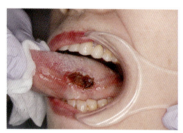
術後 63 日目　局所麻酔下レーザー切除

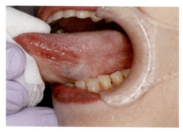
術後 1 年

別症例

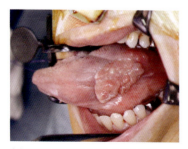
左側舌縁に肉芽形成がみられる症例

6-32　舌痛症

glossodynia

舌に器質的異常が認められないにもかかわらず、舌尖や舌縁にヒリヒリとした痛みや灼熱感を訴えるもので、この痛みは食事中や何かに熱中している間は感じないことが多い。中高年の女性に多いく、口腔心身症の一つと考えられている。

疾患のポイント

- 舌を慎重に観察し、癌の症状である潰瘍や硬結が無いかどうかを調べ、癌を見落とさないように注意する。
- 歯や補綴物が舌を刺激することで舌の痛みが生じていないかを調べ、必要があれば削合など処置を行う。
- 謙虚に患者の訴えを聞き、何か原因があるという前提で診療に当たることが大切である。

症例　患者73歳男性。舌尖部の痛みや口腔乾燥感の改善が認められなかったため当科受診となった。

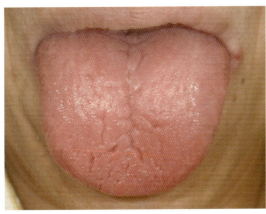

口腔内写真：舌に軽度の萎縮傾向を認めるが、発赤・腫脹などの病変は認められない。口腔乾燥および味覚障害を認めた。

処置および経過　舌痛症について詳しい説明をし、含嗽薬および軟膏による治療を行った。

別症例

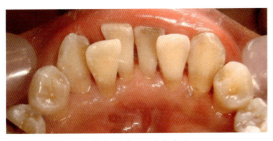

歯の咬耗や歯列不正が誘因となることもある。

6-33 舌下神経麻痺

paralysis of hypoglossal nerve

片側性に起こることが多く、舌を前方に動かすと舌尖は患側に偏位する。両側性麻痺では、咀嚼、嚥下、発音が著しく困難となる。延髄疾患の部分症状としてみられることが多く、外傷や頸部手術に伴う損傷などでも発症する。

疾患のポイント

- 末梢性かつ片側性に障害された場合は舌尖は患側に偏位するが、上位運動ニューロンの障害では舌尖は反対側に偏位する。

症例 患者は36歳女性。呂律が回らないため受診した。舌表面粘膜は正常。舌突出時に、舌尖の右側偏位を認めた。

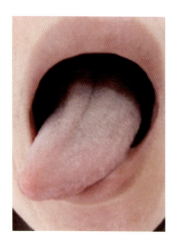

処置および経過 右側舌下神経麻痺と診断するも、口腔内に原因となる所見がないため、神経内科に対診。頭部MRIにて異常所見はなかったが、四肢の筋力低下と腱反射低下により慢性炎症性脱髄性多発ニューロパチー（CIDP）と診断され、ヒト免疫グロブリンの大量静注療法により舌の偏位はほぼ改善した。

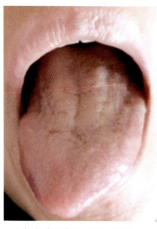

ヒト免疫グロブリン投与4日目

＊慢性炎症性脱髄性多発ニューロパチー（CIDP）：末梢神経において慢性進行性、あるいは再発性に多発性脱髄性病変をきたし、筋力低下や感覚障害を呈する自己免疫性神経疾患。

Chapter 7　口底・顎下

炎症	7-01	口底炎
	7-02	顎下部蜂窩織炎
	7-03	壊死性筋膜炎
	7-04	Lemierre 症候群
	7-05	慢性硬化性顎下腺炎（Kuttner 腫瘍）
囊胞および類似疾患	7-06	ガマ腫（舌下型）
	7-07	ガマ腫（顎下型）
	7-08	類皮囊胞
良性腫瘍および類似疾患	7-09	多形腺腫（口底）
	7-10	巨大血管奇形
悪性腫瘍	7-11	口底癌
	7-12	粘表皮癌
	7-13	類基底細胞扁平上皮癌
	7-14	囊胞腺癌（舌下腺）
	7-15	悪性神経鞘腫
	7-16	MALT リンパ腫
その他	7-17	唾石症
	7-18	歯根迷入（下顎智歯抜歯時）
	7-19	口底部異物

7-01 口底炎

inflammation of oral floor

口底炎の多くは下顎の歯性炎症が舌側に波及し口底部に進展したもので、舌下部が腫脹すると二重舌を生じる。

疾患のポイント

- 炎症が後方に拡大して呼吸困難を呈するものを、ルードウィッヒアンギーナ（Ludwig angina）という。
- 炎症が下方に進展すると、頸部蜂窩織炎や縦隔炎を起こすこともある。

症例 患者は50歳女性。全身倦怠感と摂食障害を訴え来院。軽度の開口障害と口底部の著明な腫脹を認めた。また、左側下顎第二大臼歯（|7）の打診痛を認めた。

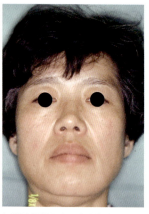
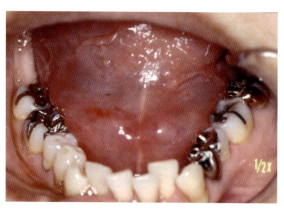

初診時顔貌写真：左側頰部から頸部にかけて腫脹を認める。

初診時口腔内写真：口底部が腫脹し二重舌様を認める。

処置および経過 画像精査の結果、|7 根尖性歯周炎の急性化に伴う口底炎と診断し、抗菌薬の点滴加療を行い消炎した。

7-02 顎下部蜂窩織炎
phlegmon of submandibular region

化膿性炎症が疎性結合組織にび漫性、進行性に広がったもので、全身的には高度の発熱、倦怠感、食欲不振、局所的には境界不明瞭な発赤、圧痛、熱感などが認められる。治療は、安静と栄養補給、抗菌薬の投与が行われる。

疾患のポイント

- 顎口腔領域の蜂窩織炎から分離される菌は、好気性菌（通性嫌気性菌）では *Streptococcus* 属、嫌気性菌（偏性嫌気性菌）では *Prevotella* 属、*Peptostreptococcus* 属、*Fusobacterium* 属の分離頻度が高い。
- 外側はあまり腫脹していなくても内側に進展している場合があるので、開口障害や嚥下痛がみられる場合はCTを撮影して咽頭腔の狭窄の程度や膿瘍形成の有無を確認する。

症例 患者は53歳男性。右側下顎の疼痛と腫脹を自覚し、近医歯科で抗菌薬を処方されるも症状は改善せず、徐々に顎下部の腫脹と疼痛が増大してきたため当科へ紹介となった。初診時の口腔外所見では、右側頬部から顎下部にかけて著明な腫脹が認められ、全身倦怠感、38度台の発熱、開口障害がみられた。CT画像では、右側顎下部から側咽頭隙に膿瘍形成が認められ、咽頭腔の右側は狭窄していた。パノラマエックス線写真では、右側下顎智歯（ 8|）根尖に透過像が認められ、 8| Perが原因の顎下部蜂窩織炎の診断となった。

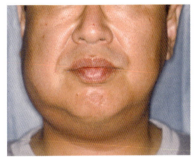
初診時の顔貌写真

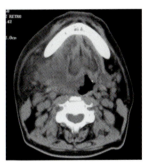
初診時のCT画像

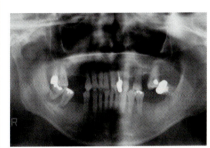
初診時のパノラマエックス線写真

処置および経過 緊急入院のうえ、抗菌薬の点滴投与を開始し、局所麻酔下に下顎骨下縁より2cm下方の右側顎下部皮膚を切開して顎下隙を開放し、ペンローズドレーンを留置してドレナージを行った。切開より3日後には排膿量が減少したためドレーンは除去し、10日後には腫脹は著明に消退してCTでも咽頭腔の狭窄は認められなくなったため、退院となった。原因となった 8| は退院後に外来で抜歯した。

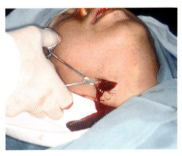
右側顎下部皮膚切開により顎下部を開放

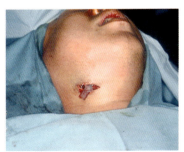
ペンローズドレーンを挿入

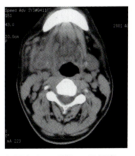
切開より10日後のCT写真

処置のポイント
膿瘍形成が確認されれば、早期に切開・ドレナージを行う。

7-03 壊死性筋膜炎

necrotizing fasciitis

浅層筋膜を炎症の主座として、急激に壊死が進行する重症軟部組織感染症である。頭頸部領域における壊死性筋膜炎は、全壊死性筋膜炎の3〜4％とまれであるが、早期に抗菌薬投与ならびに外科的デブリードマンを行わなければ高い死亡率を示すとされ、特に壊死が縦隔まで進行すると下降性壊死性縦隔炎を発症し、死亡率は上昇する。

疾患のポイント

- 診断のポイントは皮下組織の術中所見であり、病理組織学的に筋膜壊死を認めれば確定的とされる。
- 本来、壊死性筋膜炎はガス産生を認めないが、type1の原因菌の一部はガスを産生することがあり、非 Clostridium 性ガス壊疽と病態や治療法がほぼ同じであることから、ガス産生を伴う壊死性筋膜炎（type1）と非 Clostridium 性ガス壊疽は同義であるとされる。

症例 患者は69歳女性。右側顎下部からオトガイ下部にかけての腫脹を自覚し、かかりつけ歯科を受診。7⏋Per の診断にて歯肉の切開排膿処置を受けいったん軽快したが、2週間後に再腫脹し、嚥下痛や開口障害を認めるようになったため、当科へ緊急入院となった。血液検査では WBC 24,100/μL、CRP 36mg/dL と高値を示した。

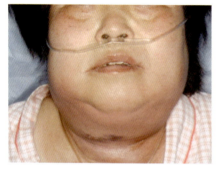

初診時顔貌写真：両側頸部から鎖骨上部にかけて著明な発赤とびまん性の腫脹ならびに一部斑状出血を認める。

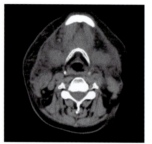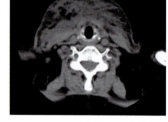

単純CT写真：炎症は下顎骨周囲の組織隙に進展しているが、明らかな膿瘍形成やガス産生像は認めない。

処置および経過 歯性感染症からの深頸部感染症と診断し、全身麻酔下に緊急手術（頸部デブリードマン）を施行した。両側頸部から両鎖骨上に及ぶ壊死組織と排膿を認め、可及的に除去し、洗浄を施行した。抗菌薬は術中からメロペネム（MEMP）2g/日とクリンダマイシン（CLDM）2,400mg/日を3日間併用し、その後は MEMP 3g/日の点滴を続け、細菌検査の結果（*Fusobacterium necrophorum*）からスルバクタム／アンピシリン（SBT/ABPC）に de-escalation し、消炎した。病理組織写真では、細菌塊の付着した壊死筋組織が多量に認められ、壊死性筋膜炎と診断された。

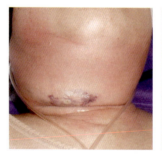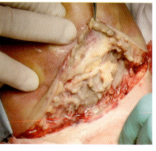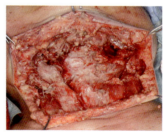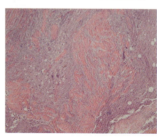

7-04　Lemierre 症候群

Lemierre syndrome

Lemierre 症候群は扁桃・咽頭炎や口腔感染症に引き続いて、内頸静脈の血栓性静脈炎、嫌気性菌（主に *Fusobacterium necrophorum*）による菌血症、肺をはじめとした全身の膿瘍形成をきたす感染症である。治療法としては、原因菌に対する抗菌薬投与と血栓に対する抗凝固療法が行われるが、診断の遅れにより重症敗血症から死に至る報告もみられる。

疾患のポイント

- Lemierre 症候群は、頭頸部の感染巣に起因した内頸静脈の細菌感染が血行性に肺や各種臓器に膿瘍を形成することにより発症する。
- Lemierre 症候群の診断には、頸部や胸部 CT 撮影による内頸静脈の血栓形成と肺野の多発性結節陰影の確認が重要である。

症例　患者は 78 歳女性。左側顎下部に腫脹・疼痛を自覚し、徐々に増大してきたため、かかりつけ歯科からの紹介で当科を受診した。

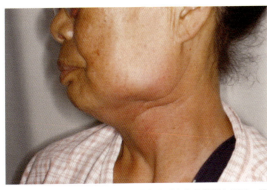

口腔外写真：左側顎下部皮膚の発赤とびまん性腫脹を認め、同部から胸鎖乳突筋にかけて著明な圧痛を認める。

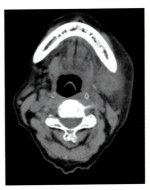

CT 写真（造影なし）：左側顎下部に膿瘍形成を疑う所見がみられ、左側顎下部膿瘍の診断となった。

処置および経過　消炎を目的に入院のうえ SBT/ABPC 3g/ 日の点滴を開始したが、B 細胞性悪性リンパ腫にて 8 年前に左顎下部腫瘍摘出術、CHOP 療法 6 コース、頸部に放射線照射 40Gy を施行した既往があることから、MRI と PET を撮影した。MRI では左側顎下部に T1 強調像で低信号、T2 高信号を呈する境界明瞭な病変が確認され、PET では左側顎下部に加えて両側肺野に集積が認められた。

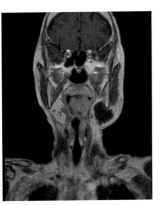

MR 写真　T1

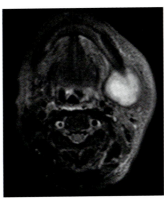

MR 写真　T2

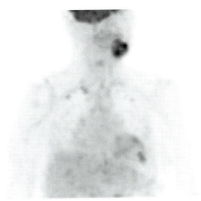

PET 写真

局所麻酔下に左側顎下部膿瘍に対して切開して排膿処置を行ったところ、黄白色の膿汁が認められた。さらに肺の精査を目的に入院から 11 日目に胸部 CT を撮影したところ、不整形結節性空洞が確認され、膿瘍形成が疑われた。感染症内科に対診したところ、①頭頸部領域を感染源とする感染症であり、②胸鎖乳突筋に著明な圧痛があることから内頸静脈の血栓性静脈炎が疑われ、③胸部 CT 所見にて両側肺野の多発膿瘍形成が認められたことより、Lemierre 症候群と診断された。SBT/ABPC を 9g/ 日に増量して点滴投与し、当科入院から 30 日目の胸部 CT で肺多発結節空洞病変の瘢痕化が確認され、左側顎下部の発赤と腫脹も消失したため、32 日目に退院となった。

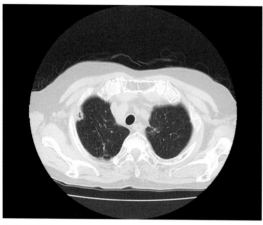

胸部 CT 写真

7-05　慢性硬化性顎下腺炎（Kuttner 腫瘍）
chronic sclerosing sialadenitis

Kuttner 腫瘍とは慢性硬化性唾液腺炎の別名で、結合組織増生による唾液腺の腫大を症状とし、その原因は持続的な感染や唾液の流出障害とされていた。病理組織学的には炎症性細胞浸潤と高度線維化を認めるが、病変組織内に IgG4 陽性形質細胞浸潤が認められる症例が多数報告され、現在では IgG4 関連疾患の一つとして位置づけられている。

疾患のポイント

- 臨床症状としては、通常片側の顎下腺が無痛性で弾性硬の腫大を示す。顎下腺の硬化が腫瘍を思わせることから腫瘍との鑑別が難しく、病理組織学的な確定診断が必要とされる。
- 自己免疫性疾患である IgG4 関連疾患の部分症とされ、多臓器に病変を発症する全身症としての対応を要する。

症例　患者は 60 代男性。右側舌癌術後の経過観察のための外来受診時に、対側の顎下腺に腫脹を認めた。左側顎下腺は 4cm 大に腫大し、圧痛を伴わない硬結を認めた。CT で左側顎下腺は周囲との癒着はなく腫大し、内部は均一に造影されていた。唾石は認めず、顎下腺周囲に内部が均一に造影されたリンパ節の腫大を認めた。MRI で腫大した左側顎下腺は T1 強調画像にて低信号、T2 強調画像にて高信号を呈していた。

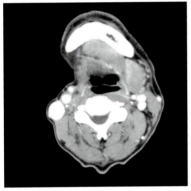

CT 写真

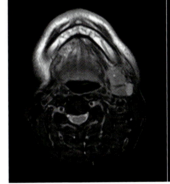
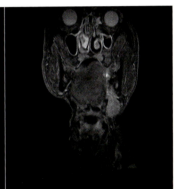

MR 写真（T2 強調像）

処置および経過　全身麻酔下に顎下腺摘出術を施行した。顎下腺と周囲組織との癒着はなく、近傍に腫大したリンパ節を認めた。摘出した顎下腺の割面は黄白色充実性であった。病理組織学的に顎下腺小葉内の形質細胞など炎症性細胞浸潤や線維化が高度であることから、Kuttner 腫瘍と診断された。また IgG4 抗体による免疫染色を行ったところ、浸潤する CD135 で染色された形質細胞の 50% 以上が IgG4 陽性であったため IgG4 関連疾患の部分症とされた。

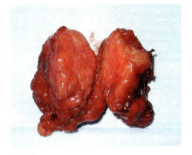

摘出物

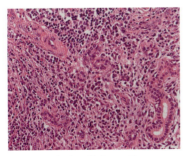

病理組織写真（H-E 染色×200）

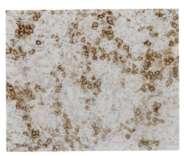

免疫組織化学染色像（CD135 染色×200）

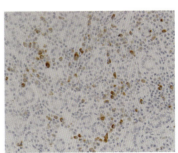

免疫組織化学染色像（IgG4 抗体染色×200）

7-06　ガマ腫（舌下型）
ranula

唾液腺導管の障害により唾液の流出障害が起こった結果、周囲の組織に唾液が溢出して生じる粘液（貯留）嚢胞である。舌下型・顎下型・舌下顎下型に分類され、ガマ腫のなかで最も多いのは舌下型である。特徴として、口底部の片側に現れ、無痛性で、触診では弾性軟、波動を触知する。

疾患のポイント

- 治療法として、副腔形成術（開窓療法）・嚢胞全摘出術・舌下腺摘出術が挙げられ、最も一般的な治療は開窓術である。
- 再発を繰り返す場合には舌下腺摘出術が行われる。

症例　患者は9歳男児。左側舌下部の腫脹・自壊を繰り返していたため心配になり受診した。

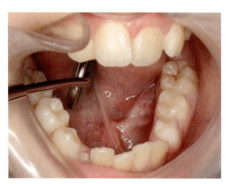

初診時口腔内写真：左側舌下部に腫脹を認める。

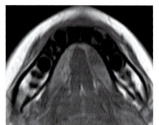

T1強調にて低信号

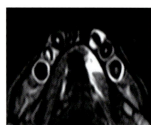

T2強調にて高信号

MR写真：左側口底部（舌下腺上）にT1低信号、T2高信号を呈する領域を認める。

処置および経過　治療方針について母親と相談し、全身麻酔下で開窓術を行った。周囲の粘膜上皮を切除して、開窓部と粘膜を縫合し、アクロマイシンガーゼをガマ腫内部に填塞しタイオーバーを行った。

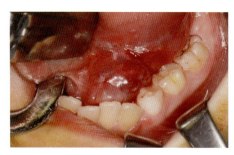

手術開始時

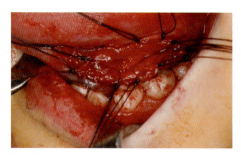

縫合時

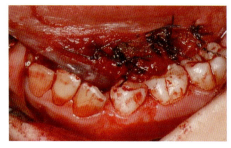

タイオーバー時

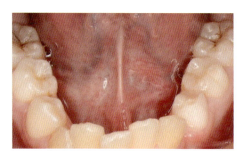

術後3カ月　再発傾向はない。

7-07　ガマ腫（顎下型）

ranula

カエルを意味するラテン語（rana）から名付けられた舌下腺に関連した唾液の貯留嚢胞。多くは口底部に青みを帯びた波動を有する無痛性腫脹として存在するが（舌下型）、顎舌骨筋の下方まで及ぶことがあり（顎下型）、この場合は顎下部の腫脹となる。

疾患のポイント

- 類皮嚢胞（類表皮嚢胞）、リンパ管腫などとの鑑別が必要となる。
- 顎下型であっても原因は舌下腺にあるので、顎下部の皮膚切開は行わない。
- 再発を予防する治療法としては舌下腺摘出が確実である。

症例　患者は26歳女性。右側顎下部の腫脹で受診した。

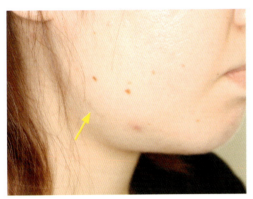

口腔外写真
右側顎下部腫脹を認める。

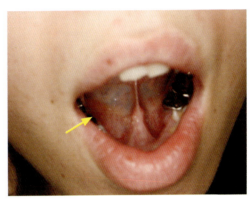

口腔内写真
右側舌下部にび慢性の腫脹を認める。

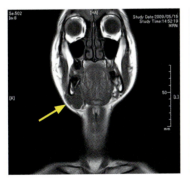

MR 前頭断像　T1 強調画像
T1 強調画像で低信号、T2 強調画像で高信号を示している。
右側顎下部腫脹を認める。

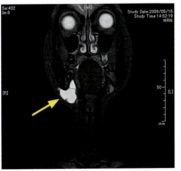

T2 強調画像

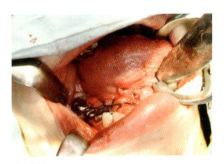

MR 冠状断像

処置および経過　全身麻酔下にて口腔内より舌下腺を摘出し開窓した。術後、バンテージ装着により顎下部圧迫を行った。

術中写真

7-08 類皮嚢胞

dermoid cyst

胎生期に迷入した外胚葉によって形成された嚢胞である。発生する部位により、舌下型、オトガイ下型、顎下型に分かれる。舌下型が最も多く、口底正中の粘膜下に無痛性の腫瘤として認められる。大きいものは舌を上方に挙上する。内容はおから状でドロドロしている。

疾患のポイント

- 嚢胞壁に皮脂腺などの皮膚附属器官を含むものを類皮嚢胞といい、含まないものを類表皮嚢胞という。
- 通常、片側性に生じるガマ腫と違い、類皮嚢胞は口底正中に生じる。

症例 治療は摘出術が行われる。舌下型の場合は口腔内から、オトガイ下型の場合はオトガイ下部からアプローチされる。

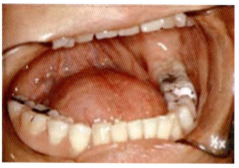

口底正中に腫瘤を認め、指で圧迫するとくぼみを生じる。

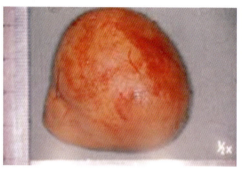

摘出された類皮嚢胞。被膜があり摘出は比較的容易である。

参照 ガマ腫。

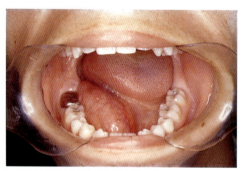

類皮嚢胞と異なりガマ腫は片側性に生じる。

7-09 多形腺腫（口底） 4-23、5-24 参照
pleomorphic adenoma

多形腺腫は上皮細胞成分とヒアリン、粘液腫様、軟骨様組織などの間葉成分との混在により腫瘍が構成されている腺腫である。発現頻度は唾液腺腫瘍のなかで最も頻度が高い。部位別にみると耳下腺に多く、舌下腺はまれである。

疾患のポイント

- 組織所見を見ないで確実に多形腺腫と診断するには限界があるが、術前に良性・悪性の鑑別を行い、適当な手術方法を選ぶことが重要である。

症例 患者は62歳女性。近医歯科受診時に左側舌下部の腫脹を指摘され紹介受診となった。

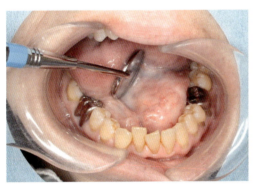

口腔内写真：左側舌下部に20×15mmの弾性硬の腫瘤を認める。左側舌下小丘からの唾液の流出は乏しい。

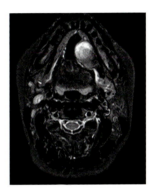

MR写真　T2強調像

処置および経過 生検の結果、悪性所見なしとのことで、全身麻酔下で口底部腫瘍摘出術を施行した。病理結果は多形腺腫であった。

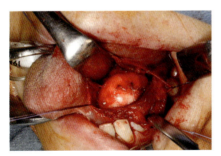

腫瘍明示

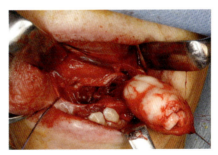

腫瘍摘出時

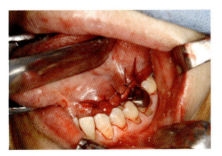

縫合後

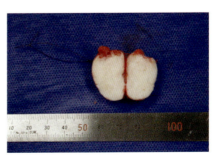

摘出物　割面

7-10　巨大血管奇形
large vascular malformation

血管病変は血管内皮細胞の増殖の有無により血管腫と血管奇形に分けられる。血管奇形は主に、毛細血管奇形、静脈奇形、リンパ管奇形、動静脈奇形、およびそれらの混合型に分類される。

疾患のポイント

- 血管奇形においては、臨床所見および画像診断から正確な病型診断を行い、治療方針を決定することが重要である。

症例　患者は35歳男性。出生時より頸部に腫瘤を認め、生後2カ月目に他院で一部を切除、リンパ管腫との診断を受けた。その後同病変は残存していたが特に治療は受けなかった。15歳頃より徐々に頸部の腫脹が増大傾向を示したため当科を受診、20歳時にOK-432の局注療法を施行したが奏功せず、その後は経過観察のみ行った。以後は仕事上の都合で来院されない状態が継続し、約2カ月前から頸部腫脹の増大と呼吸苦および嚥下障害を認めるようになり当科を再受診した。

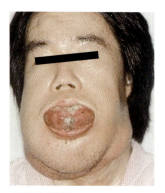

初診時顔貌写真

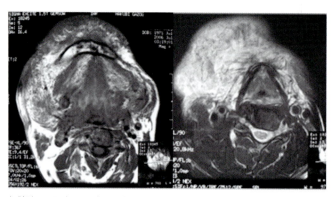

初診時MR写真　T1強調画像

処置および経過　抗菌薬とステロイドの点滴静注を行ったが腫脹の軽減はみられず、腫瘍の減量手術を行うこととした。全摘出は困難で、右側頸部病変の減量と舌縮小術のみで、手術終了とした。術後、舌・右側頸部の腫脹は軽減し、呼吸苦や嚥下障害も消失したが、審美性の改善のために左側頸部の病変の切除も希望した。そこで血管造影を行ったところ、左側総頸動脈造影において血流速度はLow-flow typeで病変部に造影剤の集積はなく、静脈奇形と診断し、摘出術を施行した。その後、病変の再増殖はみられず、呼吸苦や嚥下障害の再発も認めていない。下顎部頰部病変の減量術は行わなかったため、顔面の腫脹は残存しているが、患者はこれ以上の手術は希望しておらず、良好に経過している。

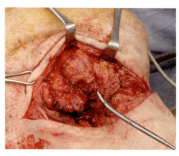

術中写真

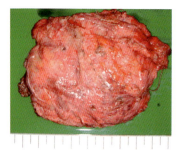

摘出物

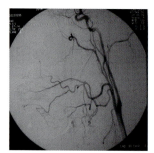

左側総頸動脈造影（病変部の集積なし）

7-11 口底癌
carcinoma of mouth floor

口底粘膜を原発巣とする悪性腫瘍で、発症頻度は口腔癌全体のうち約10%である。正中型と側方型に分けられ、正中型が多い。深部に浸潤しやすく、容易に頸部リンパ節転移する。治療は外科的切除が第一選択となり、T1N0、earlyT2N0症例は口底部分切除、lateT2、T3、T4症例は原発巣切除に加え、頸部郭清術を行う。舌や下顎骨に浸潤したものは、合併切除を行う。

疾患のポイント

- 進展例では患者のQOLの低下を避けることはできず、早期発見、早期治療が重要である。
- NCCNガイドラインに沿った治療として、腫瘍断端陽性もしくは頸部リンパ節の節外浸潤を認める場合は化学放射線治療を追加することが推奨される。
- 両側性にリンパ節転移しやすい。

症例 患者は70歳の男性。口底に腫瘤を認め、当科紹介初診。正中型であり15×14mmの硬結を触れる腫瘍を認めた。頸部リンパ節転移や遠隔転移は認めなかった（臨床診断名：口底癌 cT1N0M0）。

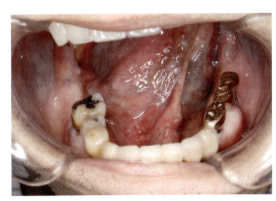

初診時口腔内写真

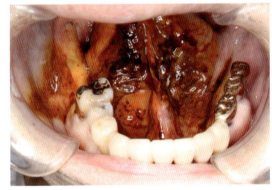

ルゴール染色

処置および経過 生検にて扁平上皮癌との回答を得た後、全身麻酔下にて口底悪性腫瘍切除術を施行。現在まで再発や転移は認めず、経過良好である。

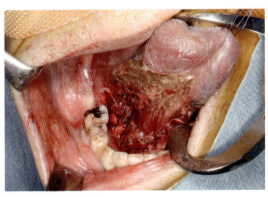

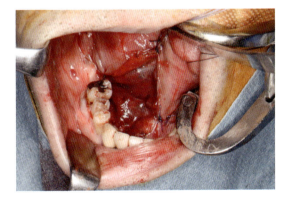

術中写真

7-12 粘表皮癌 5-30 参照

mucoepidermoid carcinoma

粘表皮癌は小唾液腺や耳下腺に好発する悪性腫瘍である。小唾液腺では口蓋腺由来が多く、舌、口底に発生することもある。組織学的には低、中、高悪性型に分けられ、低悪性型での頸部リンパ節転移はまれである。

疾患のポイント

- 病理学的悪性度によって、リンパ節転移や生存率に差があり、術前の組織診断が重要である。
- 低悪性型でも、リンパ節転移を認める症例や断端近接例では、術後放射線治療が行われる。

症例 患者は74歳男性。かかりつけ歯科にて右側口底に弾性硬の腫瘤を認め、精査加療目的にて紹介初診となった。

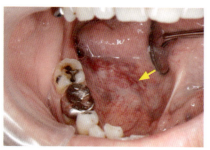
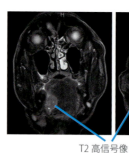
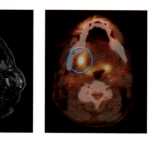

口腔内写真：右側口底に無痛性、弾性硬の腫瘤を認める。長径23×22mm。舌下小丘からの唾液流出は確認できなかった。

MR写真：右側口底に境界明瞭なT2高信号領域を認める。顎下腺とは距離があり、下顎骨への浸潤像も認めない。

PET-CT写真：右側口底に限局した集積がみられる。頸部リンパ節には病的な集積を認めない。

処置および経過 生検施行し、低悪性型粘表皮癌の診断の下、口底悪性腫瘍切除術と予防的頸部郭清術が行われた。術後病理で頸部リンパ節転移を認め、放射線治療が追加された。

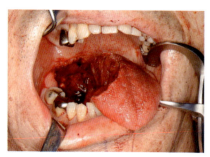
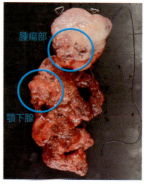
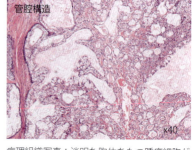

術中所見：全身麻酔下、右側舌可動部半側切除術、右側肩甲舌骨筋上郭清術、前腕皮弁による即時再建術を施行。

病理組織写真：淡明な胞体をもつ腫瘍細胞が存在し胞巣状に増殖。胞巣内に管腔構造を認め、内腔に粘液を含む。生検と同じく低悪性型粘表皮癌の診断。

7-13 類基底細胞扁平上皮癌
basaloid squamous cell carcinoma

類基底細胞扁平上皮癌は、基底細胞部分と扁平上皮部分が混在する組織構造を特徴とする扁平上皮癌の亜型である。早期のリンパ節転移と遠隔転移のため、予後が悪いとされている。

疾患のポイント

- 類基底細胞扁平上皮癌は高頻度の遠隔転移を認め、予後がきわめて不良である。
- 放射線感受性が高いといわれ、また化学療法に関する抗癌剤感受性についての明らかな見解は得られていないが、局所制御および遠隔転移の進行抑制に有効であったとの報告もある。

症例 患者は59歳男性。舌下部の腫脹と疼痛を自覚し、近医歯科より他病院歯科へ紹介され、当科紹介となった。

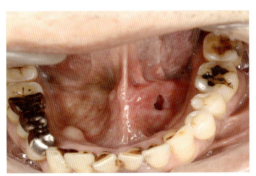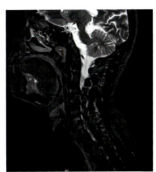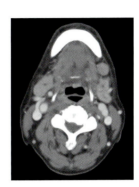

口腔内写真：左側口底に29×14mmの硬結を伴う穿屈性の潰瘍を認める。

MR（STIR）写真　　造影CT写真

CT、MRIともに左側口底に造影効果の増強した領域がみられた。CTでは骨への浸潤を認めず、左側顎下部に転移を疑う15mm大のリンパ節腫脹を認めた。PET-CTで肺や肝臓を含めた全身性の転移は認めなかった。

処置および経過 全身麻酔下に左側口底癌切除術、左側根治的頸部郭清術変法、右側顎下部郭清術、前腕皮弁による即時再建術を施行した。術後に放射線療法60Gyを施行したが、肝転移のため死亡した。

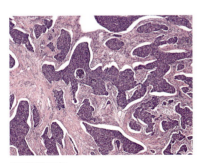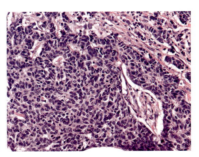

病理組織写真

H-E染色にて大小の充実性胞巣を認め、個々の細胞で角化傾向が認められた。胞巣辺縁には柵状配列を伴う基底細胞様部分がみられ、一部には扁平上皮細胞が混在する部分が認められた。腫瘍細胞はクロマチン濃染性の類円形核を有し、N/C比は高く、細胞形態は多角形・紡錘形であった。

7-14 囊胞腺癌（舌下腺） 4-31 参照

cystadenocarcinoma

囊胞腺癌は囊胞状または囊胞腔内への乳頭状増殖を特徴とする唾液腺腫瘍であり、2005年の第3版WHO新分類では囊胞腺腫の悪性型として位置づけられている。良性腫瘍類似の緩慢な経過をたどり、外科的切除による予後は良好で低悪性度腫瘍とされている。

疾患のポイント

- 全唾液腺腫瘍の0.2%に満たないほど発生頻度は低く、耳下腺由来が最多であり、次に小唾液腺が続く。
- 囊胞腺癌は低悪性度腺癌に分類され予後は良好とされているが、比較的悪性度が高い症例も存在し、転移や再発を起こす可能性があることを念頭においた治療法の選択が必要である。

症例 患者は78歳男性。近医歯科にて左側口底部腫瘤を指摘され、精査目的に受診した。左側口底部に40×20mmの弾性硬の膨隆型腫瘤を認めた。腫瘤は左側下顎中切歯から左側下顎第二大臼歯にわたる舌側歯槽骨と連続しており可動性はなかった。自発痛や圧痛は認めなかった。MRIでは境界明瞭なT1強調画像で筋肉とほぼ同等な低信号、T2強調画像で著しく高信号を示す病変を認めた。

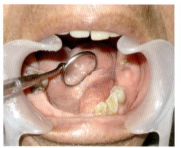
口腔内写真

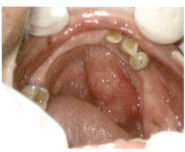
口腔内写真（ミラー像）

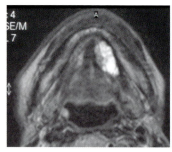
MR写真　T2

処置および経過 局所麻酔下に生検を行い腺癌と診断され、全身麻酔下に口底部分切除術、下顎骨辺縁切除術、左側頸部郭清術、大胸筋皮弁による即時再建術を施行した。囊胞腺癌と病理診断された。切除断端に腫瘍の残存はなく、頸部リンパ節転移も認めなかったため追加治療は行わなかった。以後、再発や転移は認めていない。

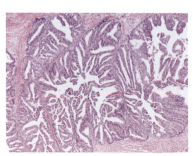
病理組織写真　弱拡大

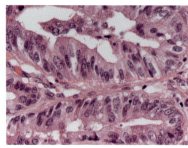
病理組織写真　強拡大

7-15 悪性神経鞘腫
malignant neurinoma

悪性神経鞘腫（悪性末梢神経鞘腫瘍）は末梢神経の Schwann 細胞に由来する悪性腫瘍で、その予後は著しく不良とされている。神経線維腫症を伴う場合は比較的若年者にも発生するが、伴わない場合は中年期～高齢者に好発する。頭頸部領域での報告は少なく、頸部では迷走神経や交感神経由来の発生例が少数報告されている。

疾患のポイント

- 局所再発および遠隔転移が高率に認められるが、頸部リンパ節転移の頻度は少ないとされている。
- 原発巣への治療としては手術療法が第一選択であり、術後に放射線療法を施行することが望ましいとされている。

症例 患者は 27 歳女性。顎下部の腫脹を主訴に受診した。右側顎下部に著しい腫脹を認め、顔貌は非対称であった。腫脹は弾性硬で非可動性であり、顔面神経麻痺を認めず、皮膚表面にも異常は認めなかった。

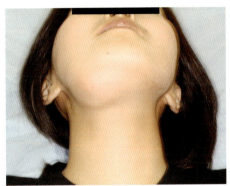
初診時顔貌写真

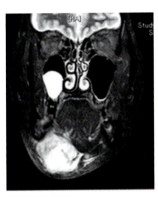
初診時 MR 写真

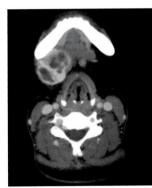
初診時 CT 写真

処置および経過 全身麻酔下で顎下部郭清に準じた腫瘍切除術を施行した。その後、腫瘍再発や遠隔転移は認めず経過良好である。

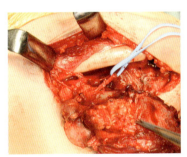
術中写真

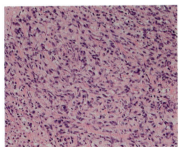
病理組織写真 A
H-E 染色（40 倍）
核の腫大や大小不同を伴う異型細胞を認め、上皮様と紡錘形状の腫瘍細胞が混在している。

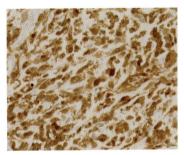
病理組織写真 B
S100 蛋白免疫染色（40 倍）
S100 蛋白は腫瘍細胞にびまん性に陽性を示している。

7-16 MALTリンパ腫
mucosa-associated lymphoid tissue lymphoma

MALTリンパ腫は消化管、中でも胃に好発するが、頭頸部領域では唾液腺などに発生する。唾液腺に発生する悪性リンパ腫の頻度は1〜4%と比較的少ない。症状は持続性無痛性腫脹がほとんどで緩慢に増大する。顔面神経麻痺を伴うこともある。また生検目的に腺組織の全摘を行う場合がある。

疾患のポイント

- 検査はLDHやIL-2および血液検査、一般生化学検査や穿刺吸引細胞診などで確定診断を行う。
- 治療法は全身転移をきたした症例では化学療法が行われるが、局所（唾液腺）に限局している場合は放射線治療を行う。

症例 患者は84歳男性。4カ月前にかかりつけ歯科にて、左側舌下部に無痛性の腫瘤を指摘され、他院歯科口腔外科受診した。さらなる精査を勧められたが、他疾患で入院となり、一旦中断となっていた。その後、他院歯科口腔外科より紹介で当科受診となった。初診時、左側舌下腺に35×16mmの表面平滑な腫瘤を認めたが、明らかなリンパ節転移はなかった。自覚症状はなかった。

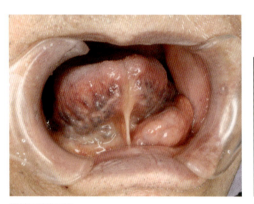

術前口腔内写真

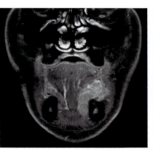

造影MR写真（T1強調）　　MR写真（T2強調）
左側舌下腺部に比較的境界明瞭な高信号の領域を認める。

処置および経過 局所麻酔下に生検術を行い、MALTリンパ腫の確定診断を得た。腫瘍血液内科に対診となり、骨髄検査施行。骨髄中には異常細胞はなかったが、染色体異常46XY del（13）（q12q14）を認めた。舌下腺に限局していたため、stage Iの診断で、局所に放射線治療（30.6Gy/17fr）を行った。

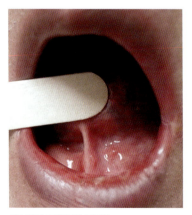

放射線治療後口腔内写真

7-17 唾石症

sialolithiasis

唾石症とは唾液腺排泄管内の脱落上皮、迷入異物、細菌などが核となって結石が生じ、唾液の排泄障害や唾液腺の炎症をきたす疾患である。顎下腺に好発する。治療法は唾石の摘出であるが、唾石が腺体内に存在する場合や不可逆的な唾液腺機能障害を認める場合には唾液腺の摘出を行う。

疾患のポイント

- 食事摂取時の腫脹や排泄管閉塞を示す唾仙痛は特徴的な症状である。
- 自覚症状がなく、エックス線撮影時に発見されることもあり、小さいものでは自然排出も期待される。
- 口腔内からの摘出の際は舌神経、口腔外からの摘出の際は顔面神経の損傷に注意する。

症例 患者は68歳女性。以前より左側顎下部に腫瘤を触知していた。かかりつけ歯科にて撮影したパノラマエックス線にて唾石様の不透過像を認めたため、精査依頼にて当科紹介初診となった。左側舌下小丘からの唾液流出は認めず、左側下顎大臼歯部より後方で双手診にて唾石様硬組織を触知。顎下部の腫脹は認めなかった。

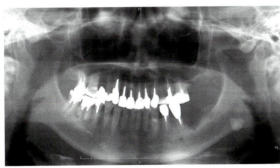
パノラマエックス線写真

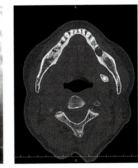
CT写真（axial）

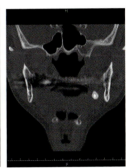
CT写真（coronal）

処置および経過 全身麻酔下にて口腔内より唾石摘出術を施行、創部は開放創とした。術後は創部は自然閉鎖し、唾液流出障害を認めることなく経過良好である。

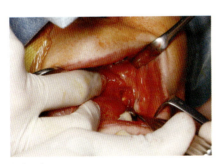
術中写真

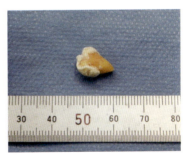
摘出物（唾石）

別症例 患者は49歳女性。2年前に右側顎下部の腫脹を自覚、抗菌薬使用で症状は軽快し、経過観察を行っていたが、食事時の違和感が強くなり近医内科で唾液腺炎と診断。その後撮影したCTで顎下腺唾石を認め、加療目的で当科紹介受診となった。

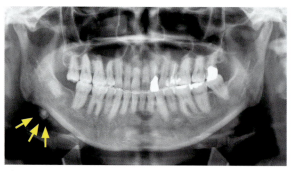

パノラマエックス線写真：右側下顎角部に唾石様の硬固物を認める。

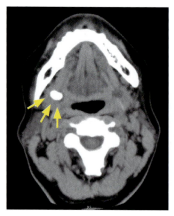
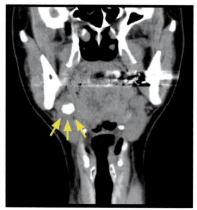

CT写真：右側顎下腺体内に直径10mm大の唾石様の硬固物を認める。

処置および経過 全身麻酔下にて右側顎下腺摘出術を施行した。

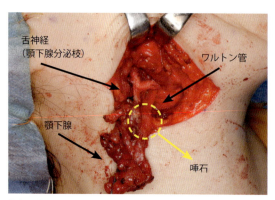

術中写真

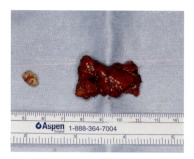

左：顎下腺内部にあった顎下腺唾石
右：著しく萎縮した顎下腺

7-18 歯根迷入（下顎智歯抜歯時）
accidental insertion during tooth extraction

下顎智歯の抜歯は口腔外科の臨床においては最も頻繁に行われる手技であり、ときに偶発的に智歯の一部または全部が軟組織内に迷入することがある。さらに、そのほとんどは舌側におこるとされており、これは舌側歯肉が歯槽骨から容易に剥離されやすいこと、下顎舌側歯槽骨が菲薄で破折、穿孔しやすいためとされている。

疾患のポイント

- 顎舌骨筋上の比較的浅い位置に迷入歯根などの異物がある場合には、局所麻酔下で口腔内からの摘出が可能と考えられる。
- 顎舌骨筋より下方にある場合は、口腔内からの切開では十分な術野を確保することは容易ではなく、全身麻酔下での処置が適切と思われる。

症例 患者は31歳男性。右側下顎の腫脹で受診。両側上顎智歯抜歯術、右側下顎智歯（ 8｜ ）抜歯術を施行した。術後 8｜ 近心根の舌側への迷入をパントモエックス線にて認めた。その後CTにて顎舌骨筋上であることを確認した。

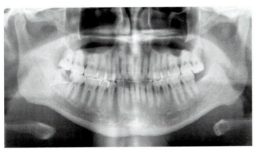
術前パノラマエックス線写真

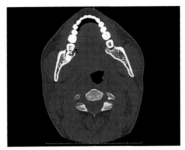
術前CT写真

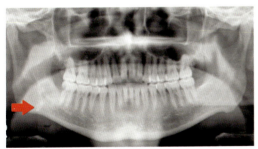
術直後パノラマエックス線写真

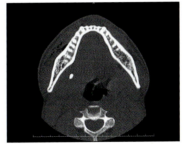
術後CT写真

処置および経過 同日局所麻酔下にて、右側下顎小臼歯部から後方の舌側歯肉を剥離、顎下部より顎舌骨筋を挙上しながら、さらに舌側へと鈍的にアプローチを行い、迷入していた 8｜ 近心根を確認、抜去した。

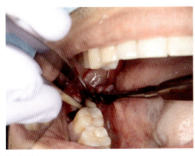
術中写真

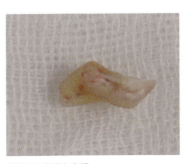
摘出された迷入歯根

7-19 口底部異物
foreign body in oral floor

口腔内には魚骨・歯科用具など種々の異物が迷入することがあり、舌ピアスもその一つである。ピアスは一般的には外耳に装着するが、鼻翼・口唇・舌などに装着する人も増加している。ピアスの挿入は医療行為であるが、解剖学的な知識を持たずに患者自身で刺入し装着することによるトラブルも指摘されている。

疾患のポイント

- 口腔内には神経や血管が深部に存在しているため、安静を指示し専門的施設での対応が必要になる。

症例 患者は49歳男性。舌ピアスに興味があり、自己にて穿刺キットを購入した。自宅にて一人で挿入するが、舌に刺入するニードルを誤って口底部に刺入。深部に挿入し見失ったため、翌日、受診した。

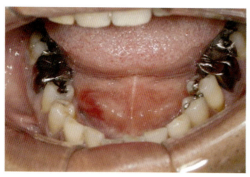

初診時、右側口底部に発赤を伴う軽度の腫脹を認める。

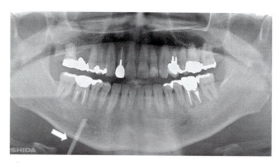

パノラマエックス線写真で右側下顎部に直線状の不透過性異物を認める。

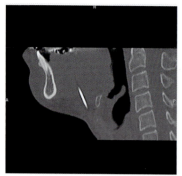

CT写真：矢状断
舌骨の前方にニードルを認める。

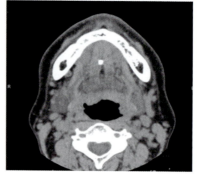

CT写真：水平断
正中部にニードルの迷入を認める。

処置および経過 全身麻酔下で、オトガイ下部より切開しニードルを摘出した。

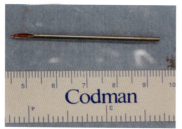

摘出されたニードル

Chapter8 その他

損傷	8-01	縦隔気腫
炎症	8-02	歯性上顎洞炎
	8-03	アスペルギルス症
	8-04	外歯瘻
	8-05	HIV 感染症
	8-06	遺伝性血管性浮腫
粘膜疾患	8-07	帯状疱疹
その他	8-08	上顎洞穿孔
	8-09	上顎洞内異物
	8-10	下歯槽神経麻痺
	8-11	顔面神経麻痺
	8-12	特発性血小板減少性紫斑病
	8-13	骨髄異形成症候群
	8-14	第XIII因子欠乏症（抜歯後出血）
	8-15	膿栓（扁桃結石）
	8-16	シェーグレン症候群
	8-17	睡眠時無呼吸症候群

8-01 縦隔気腫
mediastinal emphysema

皮下気腫は、空気が組織内に入り皮下の組織隙に貯留するものである。口腔外科手術の偶発症として知られている皮下気腫は、エアータービンから出る圧縮空気が原因となることが多い。空気が組織隙にとどまらず縦隔にまで波及した場合を縦隔気腫という。

疾患のポイント

- 感染がなければ、気腫は組織内に自然吸収される。
- 腫脹部分を圧迫すると、空気内の口腔内細菌を深部へ圧入する可能性があるため控える。
- 感染が一旦起こると重篤な状態となる危険性があるため、抗菌薬を投与し感染予防に努めることが重要である。

症例 患者は66歳女性。紹介元歯科医院で、右側下顎大臼歯（76｜）歯冠形成後の印象採得時に歯肉溝に印象材が残存し、撤去の際に3waysシリンジのエアーが使用された。直後より右側顔面に腫脹を自覚するも経過観察となったが、帰宅後に胸部不快感が出現したため、当科紹介初診となった。バイタルサインは安定していたが、白血球数は12,100/μL、CRPは0.13mg/dLであった。右側鎖骨上窩では捻髪音があり、右側眼窩下から頬部、顎下部にかけて腫脹を認めた。口腔内には明らかな異常所見はなく、76｜の歯周ポケットは最深部で5mmであった。CTでは、空気像は咀嚼筋隙、翼突下顎隙、顎下隙、オトガイ下隙、咽頭後隙、気管前壁に連続し、縦隔に波及していた。

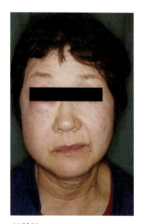
初診時

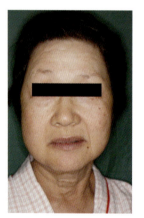
3日目

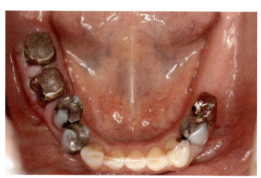
初診時

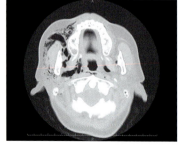

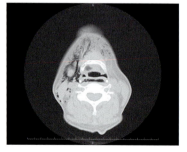

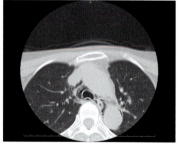

CT写真

処置および経過 即日入院下でスルバクタム・アンピシリンを静脈内投与し、3日目には右側眼窩下および頬部、顎下部の腫脹は軽快したため、アモキシシリン・クラブラン酸の経口投与に切り替えた。7日目のCTでは、顔面および頸部の組織隙の空気像は消失していたが、縦隔の空気像は残存していた。1カ月後のCTでは、空気像は完全に消失した。

8-02 歯性上顎洞炎
odontogenic maxillary sinusitis

歯性上顎洞炎は歯根が上顎洞底と近接しているために、歯および歯周組織の病変が原因で上顎洞内に炎症が生じた状態で、細菌性感染がほとんどである。鼻性の上顎洞炎は両側が多いが、歯性は片側性に発症し、腐敗臭が強いとされている。歯性上顎洞炎では、上顎洞底部が炎症の中心であり、原因歯を抜歯した際に口腔上顎洞瘻孔を形成することが多い。

疾患のポイント

- 初期治療として、上顎洞炎の消炎を目的とした薬物療法と原因歯の治療（感染根管処置など）が実施される。
- 抜歯後も治癒しない場合、内視鏡下副鼻腔手術（ESS）が施行される。以前は上顎洞粘膜を全摘する上顎洞根治術が行われてきたが、侵襲の大きさや術後性上顎嚢胞を生じることがあるため、近年ではほとんど行われない。

症例 患者は43歳男性。数カ月より右側鼻閉感を自覚し、耳鼻科を受診した。急性副鼻腔炎との診断の下、抗菌薬内服により経過をみていたが、CT撮影にて右側副鼻腔の軟部陰影と歯根嚢胞を疑う陰影を認め、右側歯性上顎洞炎が疑われたため、精査加療依頼にて当科受診となった。初診時、右側頬部発赤が認められたが、その他所見はなし。鼻症状として、右側鼻閉感、右側頬部自発痛があった。

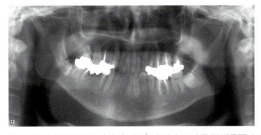
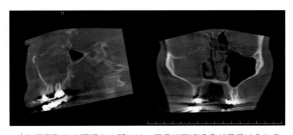

CT写真：右側上顎第二大臼歯（7|）根尖部に嚢胞様所見認める。7|歯根嚢胞と上顎洞との間には一層骨様不透過像が見受けられる。不透過像は右側上顎洞から篩骨洞まで及んでいる。

処置および経過 自然孔が閉鎖しており、先に上顎洞炎に対する消炎処置を施行したうえで、処置する選択肢も考えられたが、患者の希望により原因除去を優先することになった。全身麻酔下、右側上顎嚢胞摘出術、7|抜歯術施行した。術中、上顎洞との交通は認められなかった。退院後、クラリス、カルボシステインを継続処方した。術後3カ月後に鼻閉改善、悪臭・膿性後鼻漏は消失し、術後3カ月目のCT画像でも上顎洞炎は改善し、自然孔の開存を認めていた。

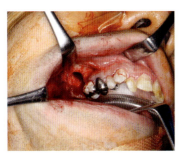
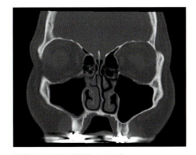

術中写真　　　　　　　術後CT写真（術後3カ月）

8-03 アスペルギルス症
aspergillosis

Aspergillus 属による真菌感染症で、肺病変が最も多い。顎口腔領域ではまれであるが、上顎洞に発生した報告が多く、慢性上顎洞炎と似た症状を呈する。CT写真においては、慢性上顎洞炎と比べると、乾酪様物質が存在することにより、陰影の濃淡があり均一性に欠ける像となることが多いとされている。発症要因としては、菌交代現象や重篤な疾患による抵抗力減弱などが考えられている。

疾患のポイント

- 鑑別診断としては、慢性上顎洞炎、上顎洞悪性腫瘍、洞内異物などがある。
- 手術による病巣の除去で治癒するが、抗真菌薬の全身投与が必要となることもある。

症例 患者は42歳女性。歯科処置後に鼻臭が続くため受診した。

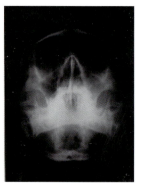

Waters法写真で、左側上顎洞にび漫性の不透過像を認める。

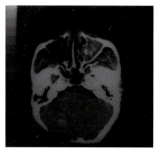

CT写真では、左側上顎洞は軟組織様の集塊で満たされ、石灰化と思われる像を認める。

処置および経過 左側歯性上顎洞炎との診断の下、上顎洞根治術が行われ、茶褐色で乾いた泥状固形物の病理組織学的検査からアスペルギルス症と診断された。

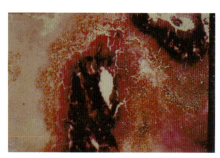

H-E染色による組織像では石灰化を伴う真菌球を認める。

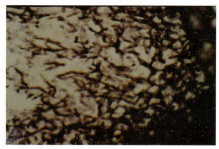

グロコット染色では菌糸に隔壁様構造と分枝が認められる。

8-04 外歯瘻

external dental fistula

歯性化膿性病変などにより顔面皮膚との間に形成された交通路。

疾患のポイント

- 消炎後も瘻孔が残存することが多く、原発巣の治療と同時に瘻孔切除が必要になる。

症例 患者は82歳女性。摂食障害を訴え来院。左側下顎臼歯部の歯肉腫脹、疼痛を認めた。また、左側顎下部皮膚に瘻孔を認めた。

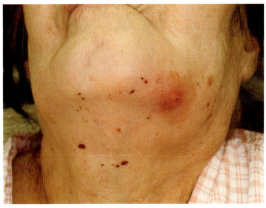

左側顎角部に外歯瘻を認める。

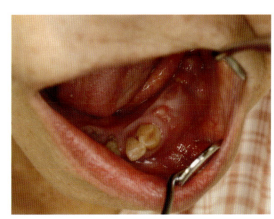

左側下顎歯肉部の腫脹、排膿を認める。

処置および経過 画像精査の結果、骨吸収抑制薬関連顎骨壊死（anti-resorptive agents-related osteonecrosis of the jaw：ARONJ）による急性症状と診断し、抗菌薬の点滴加療を行い消炎した。

8-05 HIV 感染症

HIV infection

HIVは、ヒト免疫不全ウイルス（Human Immnodeficiency Virus）の略で、このHIVに感染した状態をHIV感染症という。感染後、数年から十数年経った後、免疫力が破綻し、日和見感染症や日和見腫瘍、認知症などの疾患群が発症して初めてAIDS発症となる。HIV感染に関連する口腔症状は、口腔カンジダ症、Kaposi肉腫、毛状白板症、HIVの関与する歯周炎、アフタ性潰瘍などが挙げられる。

疾患のポイント

- 早期に原因疾患を把握し、原疾患の治療を行う。
- 口腔症状に関しては口腔ケア、歯周治療を行い、粘膜疾患の改善に努める。

症例 患者は45歳の男性。上顎前歯部の自然出血があり、ついで上顎前歯から臼歯部にかけての動揺、歯肉の腫脹疼痛を認め、近医歯科受診後、当科紹介初診となった。既往歴に糖尿病があった。

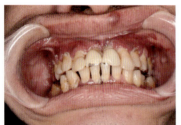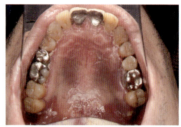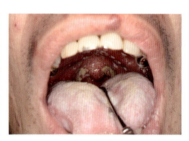
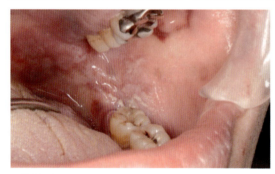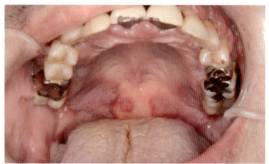

口腔内写真

処置および経過 採血を行ったところ、HIV抗原・抗体陽性であったため当院感染症内科に紹介となった。

8-06 遺伝性血管性浮腫

hereditary angioedema：HAE

遺伝性血管性浮腫は、補体成分第1因子（C1-inhibitor、以下C1-INH）の減少あるいは機能異常により浮腫を生じるきわめてまれな常染色体優性遺伝性疾患である。身体的、精神的なストレスが加わることで浮腫を生じることが多く、時として致命的な喉頭浮腫を起こすことがあるため、歯科治療に際しても注意を要する。

疾患のポイント

- HAEの発作は精神的ストレス、外傷や抜歯、過労などの肉体的ストレス、妊娠、生理、薬物などで誘発される。
- 家族歴がある。
- 喉頭浮腫が適切に治療をされない場合の致死率は30％である。

症例 患者は27歳女性。左側上顎智歯（|8）の疼痛のため受診した。既往歴として、3歳頃より年1回の頻度で顔面腫脹を生じ、機械的刺激で著明な局所浮腫の出現を認めていた。18歳頃より腫脹頻回になり、症状悪化傾向を示した。20歳の時、喉頭浮腫による呼吸困難にて救急搬送され、その後の臨床検査によりHAEと確定診断されていた。家族歴として妹および娘にC1-INHの遺伝子変異を確認していた。

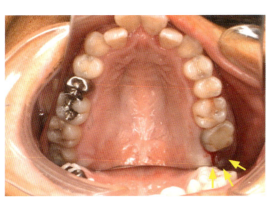

口腔内写真

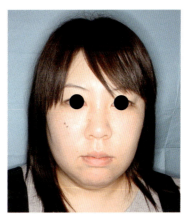

顔貌写真

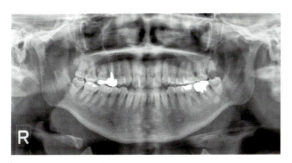

|8が残根状態であり、軽度の歯根膜腔拡大を認める。

処置および経過 C1-INH製剤（ベリナートP®）の術前投与にて入院下抜歯を予定していたが、術前日に手足に浮腫出現し、抜歯中止となった。1カ月後に再度入院下抜歯を計画し、術前日就寝前にC1-INH製剤500単位予防投与。さらに抜歯1時間前にC1-INH製剤500単位投入し、ジアゼパム（セルシン®）10mgによる静脈内鎮静下で左側上顎智歯を抜歯した。その後、抜歯翌日退院となったが、抜歯2日目に右側足背に浮腫発現を認め、さらに翌日に右側上唇にも浮腫発現し救急受診したが、C1-INH製剤500単位投与で改善した。

8-07 帯状疱疹 4-08 参照

herpes zoster

帯状疱疹は水痘に罹患後、神経節に潜伏感染していた水痘・帯状疱疹ウイルス varicella-zoster virus（VZV）が細胞性免疫能の低下により再活性化され、特定の神経支配領域の皮膚に水疱性病変を形成したものである。

疾患のポイント

- 栄養不良、過労、感冒、外傷、免疫能低下などが誘因となり、通常は数日間発症部位に疼痛を認めたのち片側性に神経支配領域に一致して大小の水疱が生じる。
- 強い神経痛様疼痛を伴うことが多い。
- 外耳道周囲、顔面神経麻痺、めまいなどの内耳症状の三主徴をしめすものを Ramsay Hunt 症候群と呼ぶ。

症例 患者は 79 歳女性。泌尿器科よりビスフォスフォネート（BP）製剤開始前の口腔内精査依頼にて当科紹介初診。その後、当科にて経過観察を行っていたところ、下唇に水疱形成を認めた。

処置および経過 片側性の三叉神経第 3 枝領域に沿って有痛性の水疱を認め、血液検査にて単純ヘルペス IgG、水痘帯状ヘルペス IgG が基準値以上の高値を示した。アシクロビル（バルトレックス®）内服にて改善を認めた。

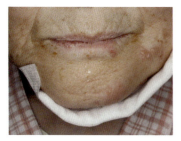

1 日目　下唇に水疱形成を認める。

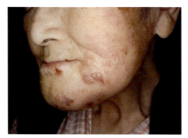

4 日目　左側のオトガイ部、口唇周囲、耳介側頭部に水疱を認める。

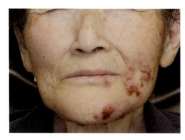

10 日目　水疱は改善傾向であり、ほぼ痂皮化している。

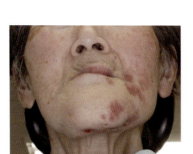
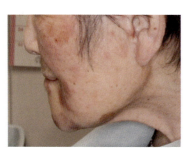

24 日目　水疱はさらに改善傾向である。

8-08 上顎洞穿孔
maxillary sinus perforation

上顎小臼歯や大臼歯の歯根尖は上顎洞底に近接していたり洞内に突出していたりすることがあり、特に第一大臼歯口蓋根ではその頻度が高い。上顎洞穿孔の症状としては、飲水時、鼻から空気・水が漏れることになる。治療方針としては、上顎洞内に感染がなく穿孔部が小さい場合（5mm以下）は自然閉鎖を待つ。穿孔部が大きい場合（6mm以上）はただちに閉鎖術を行う。また、洞内感染がある場合は消炎後に閉鎖術を行う。

疾患のポイント

- 不用意な抜歯窩掻爬を避けることや残根を圧入しないように注意する。
- 術前から上顎洞への穿孔が疑われる場合には、あらかじめ保護床を作成し抜歯と同時に装着する。

症例 症例は30歳男性。頭痛・左眼の奥の痛みで眼科受診し、歯性上顎洞炎の疑いで紹介初診となった。上顎洞炎に対し消炎後、⌊5 6 抜歯を施行。飲水時に水が鼻へ抜ける感覚を認め、歯科用ゾンデにて上顎洞への穿孔と確認した。

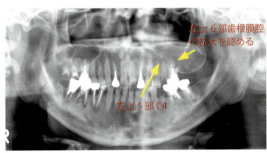

初診時　パノラマエックス線写真
左側上顎洞に不透過性亢進を、また原因歯と思われる左側上顎第二小臼歯（⌊5）・第一大臼歯（⌊6）根尖部に透過像を認める。

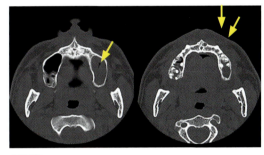

CT写真
左側上顎洞粘膜の肥厚を認める。⌊5 6 部に根尖病巣を認める。

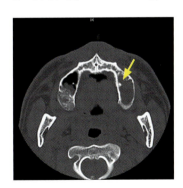

CT写真
⌊6 口蓋根が上顎洞内へ突出している。

処置および経過 穿孔が小さいため自然閉鎖を待つ方針で経過観察とした。

8-09 上顎洞内異物
foreign body in maxillary sinus

歯科治療を原因とする医原性の上顎洞内異物には、歯根、印象材・根管充填剤・インプラント体などの歯科用材料、歯科用バー・リーマーなどの鋭利な異物が報告されている。治療法としては、抜歯窩などの異物が迷入した部位からの摘出が可能な場合はこれを第一選択とするが、異物が深部に位置する場合は、犬歯窩からの開洞や内視鏡手術を考慮すべきである。また異物が洞内より自然排出する可能性もあるため、経過観察という選択肢もある。

疾患のポイント

- 上顎洞異物は洞内の粘液繊毛運動により自然孔方向へと移動し、形態やサイズによっては自然排出される可能性があることに留意すべきである。

症例 患者は25歳女性。近歯科医院にて左側上顎埋伏智歯の抜歯途中に、歯科用切削器具が破折し、洞内に迷入したと担当医より告げられ、翌日口腔外科への受診を指示された。不安が強いため同日深夜当科を時間外初診した。

口腔外所見：左側頬部の腫脹および開口障害を認めた。
口腔内所見：抜歯窩は縫合され完全閉創されていた。飲水などによる上顎洞への流入は認めなかった。

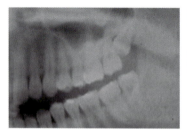
抜歯前のパノラマエックス線写真

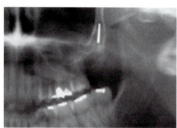
当科受診時のパノラマエックス線写真。破折した歯科用切削器具と思われる異物を抜歯窩頭側に認める。

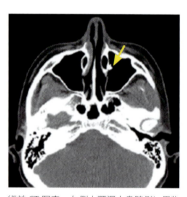
術前CT写真。左側上顎洞内鼻腔側に異物に認める。

処置および経過 当科受診が深夜であったため翌日再診させCTを撮影した所、異物は前夜に撮影したパノラマエックス線写真とは位置を変え、上顎洞内の鼻腔側に移動していた。同日全身麻酔下に異物除去術を施行した。犬歯窩より上顎洞前壁を開削し洞内へアプローチした。洞粘膜の肥厚や腫脹・うっ血はなかったが、洞内に異物を発見することができなかった。異物の自然孔からの排出による誤飲誤嚥を疑い、術中に胸腹部エックス線単純撮影を行った所、胃内部に金属様不透過像を認めた。外科・内科医の協力を得て、内視鏡下に胃の幽門付近で停滞していた異物を摘出した。摘出物は長さ7mmの歯科用切削バーの破折片であった。

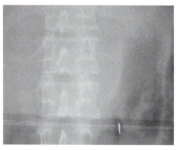
胸腹部単純エックス線写真

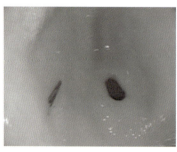
内視鏡下写真。胃幽門付近で停滞していた異物

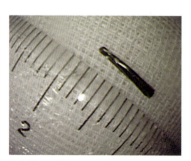
摘出物。長さ7mmの歯科用切削バーの破折片

8-10 下歯槽神経麻痺
neurosensory disturbances of inferior alveolar nerve

三叉神経第3枝の麻痺であり、中枢性と末梢性に分けられる。とりわけ末梢性の知覚障害は、外科的矯正手術、下顎埋伏智歯抜歯やインプラント埋入手術などで末梢枝が直接的あるいは間接的に障害された場合に生じ、悪性腫瘍の浸潤や骨折、骨髄炎や急性根尖性歯周炎などでも生じる。また、下顎孔伝達麻酔やオトガイ孔近くの浸潤麻酔の際に生じる場合もある。

疾患のポイント

- 治療には薬物療法、交感神経ブロック療法、外科的修復術などがある。特に薬物療法は障害後早期(48時間以内)の介入が推奨される。
- 智歯抜歯後の神経麻痺がもっとも多く、一時的な麻痺が0.4〜8.4%であり、永久的な麻痺は0.6%との報告がある。

症例 患者は22歳男性。右側下顎智歯(8⏌)周囲炎を繰り返しており、かかりつけ歯科より抜歯目的に紹介で当科受診となった。完全埋伏歯で、疼痛、腫脹などの自覚症状は認めなかった。

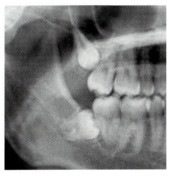

術前パノラマエックス線写真
Winter分類:IIBでやや下顎管は彎曲している。CTにて下顎管は歯根の舌側を走行している。

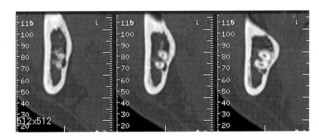

術前CT写真(デンタルCT画像)

処置および経過 全身麻酔下に、右側下顎埋伏智歯抜歯術を施行した。術中、異常出血や下顎管の露出はなかったが、術当日夕方に右側下唇知覚鈍麻(右:左=5:10)を訴えたため、ヒドロコルチゾン(ソルコーテフ®)200mg点滴静注し、アデノシン三リン酸二ナトリウム(アデホス顆粒®)およびメコバラミン(メチコバール®)(0.5mg)を内服開始した。術翌日には、再度ソルコーテフ®200mgを点滴静注した。術後4日には下唇知覚鈍麻は、右:左=8:10と改善し、アデホス、メチコバールは継続した。その後、術後6カ月には右:左=10:10となり、知覚鈍麻症状は消失した。

8-11　顔面神経麻痺
facial nerve palsy

顔面神経麻痺は末梢性と中枢性に分けられ、末梢性麻痺が圧倒的に多く、全体の90％以上を占めている。原因として、Bell麻痺、Ramsay Hunt症候群、外傷性麻痺の頻度が高い。中枢性は上眼瞼から前額に麻痺がみられないが、末梢性では一側性にみられる。薬物療法として、ステロイド、抗ウイルス薬、ビタミンB₁₂製剤などがあり、それ以外に星状神経節ブロック、鍼灸、高圧酸素療法、外科治療などがある。

疾患のポイント

- 発症時には、難聴、耳鳴、めまい、耳痛、帯状疱疹などの随伴症状の有無の確認が必要である。
- できるだけ早期（72時間以内）に加療を開始することが重要である。

症例　患者は68歳女性。5日前より、左側頬部に違和感が生じ、市販の鎮痛薬で対応していたが効果なく、水疱が出現してきたため、かかりつけ歯科受診し当科紹介初診となった。初診時、左側頬部、耳介部、口腔内に水疱を認め、疼痛を認めた。また、採血上、水痘帯状ヘルペスIgGが基準値を上回っていた。

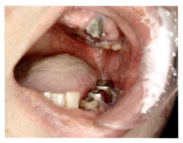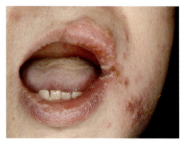

初診時口腔内写真：口腔内、口角部に発赤、水疱を認める。

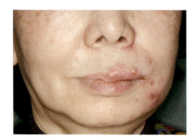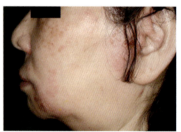

初診時顔貌写真：左頬部、左耳介部に発赤、水疱を認める。

処置および経過　帯状疱疹の診断で、バラシクロビル（バルトレックス®）、アセトアミノフェン（カロナール®）を処方した。3日目に左側顔面神経麻痺（Hunt症候群）を認めたため、メチルプレドニゾロン（ソル・メルコート®）500mgおよびアデノシン三リン酸二ナトリウム水和物（トリノシンS®）20mgを点滴静注し、同様に5日間投与した。同時に、アデノシン三リン酸二ナトリウム（アデホス顆粒®）300mg/分3、メコバラミン（メチコバール®）（0.5mg）3T/分3、カリジノゲナーゼ（カルナクリン®）（50U）3T/分3を7日間投与した。またマッサージなどの指導を行った。発症後10日目では水疱はほぼ痂皮化したが、顔面神経麻痺の明らかな改善はなかった。発症後40日目に改善傾向を示し、発症後100日目で軽快に至った。

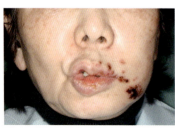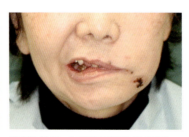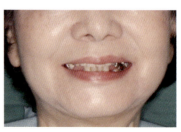

発症後3日　左側顔面神経麻痺（口角の下垂）を認める。

発症後10日　左側顔面神経麻痺を認め、改善はない。

発症後100日　左側顔面神経麻痺の治癒を認めた。

8-12 特発性血小板減少性紫斑病

idiopathic thrombocytopenic purpura：ITP

特発性血小板減少性紫斑病は、明らかな原因や基礎疾患を認めず、抗血小板自己抗体の出現により血小板の崩壊が亢進し血小板減少を生じる自己免疫疾患である。症状としては主として皮下出血を認め、そのほかにも歯肉出血、鼻出血、下血、血尿なども起こりうる。

疾患のポイント

- *Helicobacter pylori*（*H.pylori*）の感染とITPとの関連が示唆されている。ピロリ菌陽性の場合は除菌療法にて血小板数が増加することもある。
- 外科治療時、分娩時はγグロブリン療法にて一過性ではあるが高率に血小板数の増加が期待される。
- 重篤な出血が認められる場合には血小板輸血も考慮する。

症例 患者は51歳男性。左側下顎骨内に嚢胞様透過像を認め手術適応となった。術前血液検査にて血小板数 20,000/μL と低値を認めたため、血液内科へ紹介。骨髄生検施行しITPとの診断に至った。

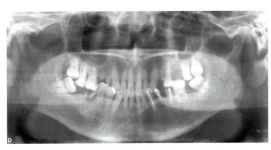

パノラマエックス線写真

処置および経過 術前にγグロブリン療法を施行し、血小板数は 25,000/μL から 64,000/μL まで上昇したことを確認し、全身麻酔下、下顎骨嚢胞摘出術および抜歯術施行。術直後もサージセル・縫合にて局所止血は良好であった。入院期間や退院後も後出血はみられなかった。

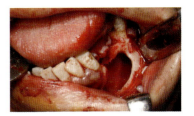

術中写真

別症例 75歳男性。初診5日前より、洗身時のタオル擦過による胸部や下肢皮膚の点状紫斑が出現。その後口腔内に多発血腫を認め当科受診。血液検査で血小板 4,000/μL と異常低値を認め、内科対診し緊急入院となった。検査にてITPと診断され、血小板輸血など加療により約1週間で血小板は正常値となり、口腔内血腫は1週間後粘膜の発赤となり、約2週後完全消失した。

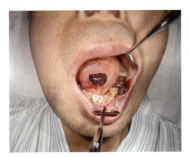 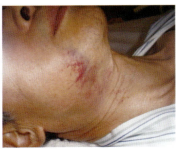 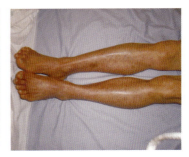

8-13 骨髄異形成症候群
myelodysplastic syndromes

骨髄異形成症候群（MDS）は、造血幹／前駆細胞に起こった遺伝子異常に起因し、一部は急性骨髄性白血病に移行する。このような患者に対して化学療法が行われ重篤な骨髄抑制が生じた際は、口腔がその感染源として最も注目される。したがって、化学療法開始前から歯科的介入を行うことは患者の生命予後を左右する重要な因子となる。

疾患のポイント

- MDSの治療の過程において感染症対策は最重要事項であり、口腔内の感染源除去は不可欠である。
- 血液腫瘍疾患患者では血小板値1万〜3万/μL以上で普通抜歯が可能とされているが、抜歯部位や抜歯の侵襲度合いにより抜歯後の止血が困難になることがある。

症例 患者は60歳男性。腫瘍・血液内科より化学療法開始前の口腔内精査目的で当科紹介受診。

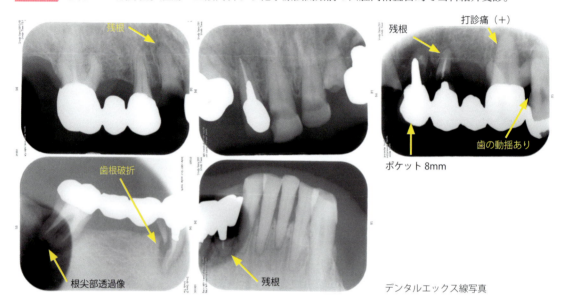

デンタルエックス線写真

処置および経過 腫瘍・血液内科にコンサルトし、易出血性ではあるが、感染源除去を最優先とし、観血的な歯科的処置介入の了承を得た。術前抗菌薬投与（ビクシリン〈2g〉静注）し局所麻酔下にて抜歯術施行。止血にサージセル使用し、術後は抗菌薬を投与した。

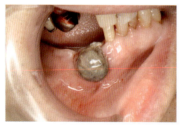
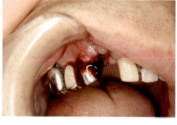

口腔内写真（抜歯後8日目）
術後に抜歯窩からの出血、血腫を認め、抜歯窩を再掻爬し、サージセル充填後水平マットレス縫合、および血小板輸血を行った。

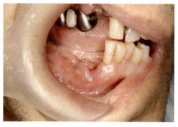
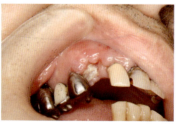

口腔内写真（抜歯後14日目）
14日目には出血はなく、血腫の消退・上皮化も認められた。

8-14 第XIII因子欠乏症（抜歯後出血）
factor XIII deficiency

血液凝固第XIII因子は凝固最終経路でフィブリンの安定化に関わるとされるが、一般凝固機能検査（PT-INR、APTT）に異常を認めないため、通常のスクリーニングでは欠乏症の診断が困難であるとされる。

疾患のポイント

- 後天性の第XIII因子欠乏症は、肝障害・白血病などによる産生低下や、腹部大動脈瘤・悪性腫瘍などによる消費亢進により生じる。
- 第XIII因子欠乏症は、一般凝固機能検査（APTT、PT-INR）では正常値を示す。
- 第XIII因子活性が70％未満で欠乏症と診断され、後出血を認める。

症例 患者は92歳男性。左側下顎智歯（|8）部に疼痛を自覚し、かかりつけ歯科にて保存不可能と診断されたが、脳梗塞、腹部大動脈瘤などの既往歴のため当科での抜歯を指示され、紹介初診となった。

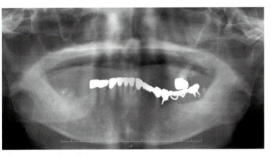

血液検査

検査項目	検査値	基準値
WBC（×10³/μL）	4.3	3.3 − 8.6
RBC（×10⁶/μL）	3.46	4.35 − 5.55
Hb（g/dL）	10.7	13.7 − 16.8
Ht（%）	31.9	40.7 − 50.1
Plt（×10³/μL）	111	158 − 348
PT-INR	0.99	0.85 − 1.15
APTT（秒）	28.0	26.0 − 38.0

パノラマエックス線写真
|②③④⑤⑥⑦⑧ 橋義歯、|②⑤⑧ 歯根破折支台歯崩壊のため、橋義歯全体で動揺を認める。

処置および経過 |⑤⑧ 抜歯（抜歯窩へはサージセル綿花を填入し|⑧部は縫合）したところ、8日目に|⑧部に血腫形成を認め、血腫除去を行った。その翌日（9日目）に|②抜歯。15日目には、|②部の血腫が増大し、21日目には止血床より溢出した。血腫を除去し、出血点を焼灼して再縫合、歯周パックを併用した。29日目には、縫合糸上に血腫を形成し始め増大傾向を認めたので、42日目に血液内科へ対診したところ第XIII因子欠乏の指摘を受けた。45日目には血腫の増大がpeakとなったが、第XIII因子製剤（フィブロガミンP®）を静注後、血腫を除去した。その後、静注を継続した。62日目には上皮化が完了し治癒した。

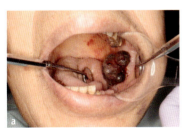
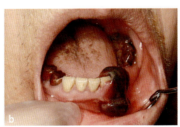
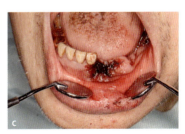
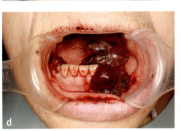
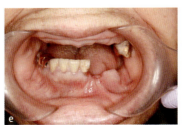

a：8日目
b：15日目
c：29日目
d：45日目
e：62日目

8-15 膿栓（扁桃結石）

tonsillolith

口蓋扁桃や咽頭内の扁桃の表面にある陰窩と呼ばれる小さな孔に、脱落上皮、細菌塊、白血球、分泌物などがうっ滞、貯留して濃縮され結石を形成する。ほとんどが咳やくしゃみなどで自然に排泄されるが、大きな結石になると、咽頭痛や嚥下痛を繰り返したり、扁桃炎や扁桃周囲炎を併発することもある。色は薄黄色または乳白色を呈し、潰すと強い臭気を伴うため俗に「臭い玉」と称されている。主な構成成分はリン酸カルシウムなど歯石や唾石と共通する。

疾患のポイント

- 無理に取り除くと、扁桃や周囲粘膜を傷つける恐れもあり、耳鼻咽喉科への紹介が望ましい。
- 無症状であれば経過観察となることもあるが、扁桃炎の既往がない場合は局所麻酔下での摘出術が、結石再発例や扁桃炎を繰り返している場合は口蓋扁桃摘出術の適応と考えられている。

症例 患者は80歳女性。右側舌根部後方から咽頭付近に違和感を自覚し、近耳鼻咽喉科の受診歴はあるが経過観察となっていたため、かかりつけ歯科より精査依頼で紹介初診となった。

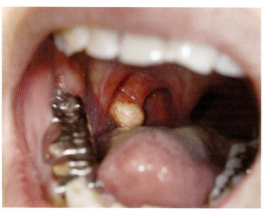 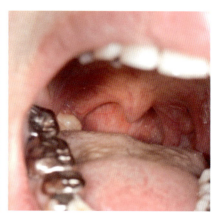

口腔内写真：口蓋舌弓と口蓋咽頭弓の間に黄白色を呈する突出した腫瘤を認める。

処置および経過 膿栓（扁桃結石）と診断し、近耳鼻咽喉科へ紹介した。

8-16 シェーグレン症候群

Sjögren's syndrome

慢性唾液腺炎と乾燥性角結膜炎を主徴とする自己免疫疾患である。症状は唾液腺・涙腺以外にも外分泌腺全体に出現し、進行とともに臓器病変を随伴する。好発年齢は30〜50歳で、女性に好発する。国内の診断基準では厚生省改定診断基準が用いられており、病理組織検査・口腔検査・眼科検査・血清検査によって診断する。

疾患のポイント

- 多彩な臨床症状を示すが、歯科・口腔外科を受診する患者は口腔乾燥を訴えることが多い。
- 病態は不明な点も多くさまざまな治療法が用いられるが、セビメリン塩酸塩とピロカルピン塩酸塩は口腔乾燥症状の改善に有用であると報告されている。

症例 口腔外科初診の5年前より強皮症を認め、皮膚科と膠原病リウマチ内科に通院していた。嚥下障害を認めたため耳鼻咽喉科に紹介されたところ、唾液流量が少ないことを指摘されたためシェーグレン症候群が疑われた。精査を行ったところ口腔検査と眼科検査は陽性であり、口唇腺生検依頼で口腔外科に紹介初診となった。

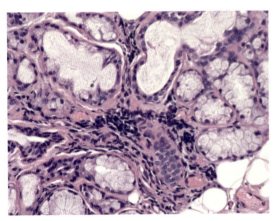

病理組織写真（H-E染色）
脂肪組織内にやや萎縮状の唾液腺組織が観察される。導管あるいは腺房周囲に単核球を主体とする軽度の炎症細胞浸潤や線維化が認められる。

処置および経過 口唇腺生検後、膠原病リウマチ内科よりシェーグレン症候群の診断の下でセビメリン塩酸塩30mgを1日2回投与開始となった。セビメリン塩酸塩投与により口腔内乾燥の自覚症状が軽快し、経過観察となった。

8-17 睡眠時無呼吸症候群
sleep apnea syndrome:SAS

睡眠時無呼吸症候群（sleep apnea syndrome：SAS）は山陽新幹線居眠り事故を境に大きな話題となり、2004年にはSASに対する口腔内装置（oral appliance：OA）が歯科で保険適用された。上気道閉鎖によって引き起こされ、咽頭が主な閉鎖部位である。

疾患のポイント

- 「軟組織の量」と「骨格の形成する空間の大きさ」のバランスが咽頭の閉鎖性を決定する。
- 肥満は軟組織量が増加し、周りの硬組織には変化がないので、気道が狭くなる。小下顎症などは全周を覆う骨構造が狭くなり、気道が狭くなる。

症例 患者は35歳男性。閉鎖性SAS（obstructive SAS：OSAS）のため呼吸器内科にて気道内持続陽圧治療（CPAP）を行い症状改善傾向にあったが、OAとの併用を考え、紹介受診となった。

処置および経過 下顎前方移動型のOA作製のため上下顎印象採得し、口腔内で固定を行ってOAを完成した。

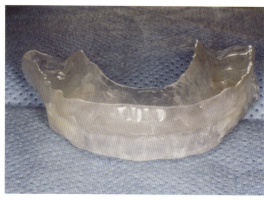

口腔内装置（OA）

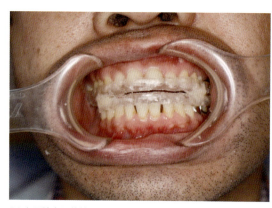

OAを口腔内に装着

● 編著者略歴

古森孝英（こもりたかひで）

- 1953 年　岡山県出身
- 1972 年　大阪府立天王寺高校卒業
- 1979 年　東京医科歯科大学歯学部卒業
- 1986 年　東京医科歯科大学大学院歯学研究科修了（歯学博士）
- 1987 年　東京大学医学部口腔外科学講座助手
- 1996 年　東京大学保健センター講師（医学部口腔外科講師併任）
- 1998 年　神戸大学医学部口腔外科学講座教授
- 2001 年　神戸大学大学院医学系研究科器官治療医学講座顎口腔機能学分野教授（名称変更）
- 2008 年　神戸大学大学院医学研究科外科系講座口腔外科学分野教授（名称変更）

現在に至る

この度は弊社の書籍をご購入いただき、誠にありがとうございました。
本書籍に掲載内容の更新や訂正があった際は、弊社ホームページ「追加情報」
にてお知らせいたします。下記のURLまたはQRコードをご利用ください。

http://www.nagasueshoten.co.jp/extra.html

口と顎の病気いろいろ　　　　　　　　　　　　　　　　　ISBN 978-4-8160-1363-8

Ⓒ 2019. 3.24　第 1 版　第 1 刷　　　　　編　　著　　古森孝英
　　　　　　　　　　　　　　　　　　　　発 行 者　　永末英樹
　　　　　　　　　　　　　　　　　　　　印　　刷　　株式会社 サンエムカラー
　　　　　　　　　　　　　　　　　　　　製　　本　　新生製本 株式会社

発行所　株式会社　永末書店

〒602-8446　京都市上京区五辻通大宮西入五辻町 69-2
(本社) 電話 075-415-7280　FAX 075-415-7290　　(東京店) 電話 03-3812-7180　FAX 03-3812-7181
永末書店 ホームページ　http://www.nagasueshoten.co.jp

＊内容の誤り、内容についての質問は、編集部までご連絡ください。
＊刊行後に本書に掲載している情報などの変更箇所および誤植が確認された場合、弊社ホームページにて訂正させていただきます。
＊乱丁・落丁の場合はお取り替えいたしますので、本社・商品センター (075-415-7280) までお申し出ください。

・本書の複製権・翻訳権・翻案権・上映権・譲渡権・貸与権・公衆送信権（送信可能化権を含む）は、株式会社永末書店が保有します。
・本書を代行業者等の第三者に依頼してスキャンやデジタル化することは、たとえ個人や家庭内の利用でも著作権法違反です。
　いかなる場合でも一切認められませんのでご注意ください。

JCOPY　＜(社)出版者著作権管理機構　委託出版物＞

本書の無断複写は著作権法上での例外を除き禁じられています。複写される場合は、そのつど事前に、(社)出版者著作権管理
機構（電話 03-3513-6969、FAX 03-3513-6979、e-mail: info@jcopy.or.jp）の許諾を得てください。